民国医家临证论丛

民国医家温病时疫医案选

上海市中医文献馆

总主编　贾　杨　毕丽娟

主　编　蔡　珏

主　审　何新慧

上海科学技术出版社

内 容 提 要

本书以《中国近代中医药期刊汇编》为搜集整理对象,将期刊中与温病时疫相关的医案进行了系统梳理,并进行了适当筛选,筛选主要秉承学术性、时代性、对现代临床具有指导性的原则。全书根据选定具有代表性的近百例医案,将其划分为春温、暑温、伏暑、秋温、秋燥、冬温、湿温、烂喉痧、痢疾、霍乱、痘疹等部分。本书对了解、学习民国时期温病时疫的诊疗经验具有较高参考价值。

本书可供中医临床工作者、中医药院校师生及中医爱好者阅读参考。

图书在版编目(CIP)数据

民国医家温病时疫医案选 / 蔡珏主编. -- 上海：
上海科学技术出版社, 2024. 9. -- (民国医家临证论丛 /
贾杨, 毕丽娟总主编). -- ISBN 978-7-5478-6774-7

Ⅰ. R249.7；R254.3

中国国家版本馆CIP数据核字第20243BR877号

民国医家温病时疫医案选
主编　蔡　珏

上海世纪出版(集团)有限公司
上海科学技术出版社　出版、发行
(上海市闵行区号景路 159 弄 A 座 9F － 10F)
邮政编码 201101　　www.sstp.cn
常熟市华顺印刷有限公司印刷
开本 787×1092　1/16　印张 10.5
字数 150 千字
2024 年 9 月第 1 版　2024 年 9 月第 1 次印刷
ISBN 978 - 7 - 5478 - 6774 - 7/R · 3078
定价：68.00 元

丛 书 前 言

近代中国,社会巨变,从传统走向现代的大转变过程中,新思潮不断涌现。中医受到前所未有的质疑和排斥,逐渐被推向"废止"的边缘,举步维艰。客观形势要求中医必须探索出一系列革新举措来救亡图存,创办期刊就是其中的重要方式之一。中医界以余伯陶、恽铁樵、张赞臣等名医为代表,先后创办中医期刊近 300 种,为振兴中医学术发挥了喉舌作用。这些期刊多由名医创刊并撰稿,刊名即反映创刊主旨,具有鲜明的旗帜性,在中医界具有广泛影响力;期刊同时也是学术平台,注重发展会员、发布信息,团结中医界共同致力于学术交流。

近代中医药期刊不仅承载了近代中医学科的学术思想、临床经验和医史文献资料,全面反映了中医行业的生存状态以及为谋求发展所做的种种探索和尝试,客观揭示了这一历史时期西方医学对中医学术界的冲击和影响,也从侧面折射出近代中国独特的社会、历史、文化变迁。近代中医期刊内容丰富、形式多样,涵盖医事新闻、行业态度、政府法规、医案验方、批评论说、医家介绍、医籍连载,乃至逸闻、小说、诗词,更有难得的照片资料,具有重要的研究价值。所涉研究领域广阔,包括中医学、文献学、历史学、社会学、教育学等诸多学科,是研究近代中医不可或缺的第一手资料。以近代中医期刊为主体,整理和挖掘其中有学术价值和现实意义的内容,无论在研究对象、选题还是内容上,都具有系统性和创新性。鉴于近代医药期刊作为学术界新兴的研究领域,尚处于起步阶段,亟待形成清晰的研究脉络和突出的研究重点,学术界当给予更多的关注和投入,以期产生更多有影响力的研究成果。

然而由于年代久远、社会动荡,时至今日,近代中医药期刊多已零散难觅,流传保存情况堪忧,大型图书馆鲜有收藏,即使幸存几种,也多成孤帙残卷,加之纸张酥脆老化,查阅极为不便。由上海中医药大学终身教授段逸山先生主编的《中国近代中医药期刊汇编》(后简称《汇编》),选编清末至1949年出版的重要中医药期刊47种影印出版,是对近代中医药期刊的抢救性保护,也是近年来中医药文献整理的大型文化工程。《汇编》将质量和价值较高的近代中医期刊,予以扫描整理并撰写提要,客观展示了近代中医界的真实面貌,是研究近代中医学术的重要文献,为中医文献和中医临床工作者全面了解、研究近代中医药期刊文献提供了重要资料和路径。

上海市中医文献馆多年来始终致力于海派中医研究和中医药医史文献研究,通过对《汇编》分类整理,从中挑选出具有较高学术价值的内容,加以注释评述,编撰成"民国医家临证论丛"系列丛书。2021年出版伤寒、针灸、月经病三种,2024年整理出版金匮、产后病、妊娠病、妇科医案、疟疾、本草、温病时疫、眼科,重点围绕理论创新、学术争鸣、经典阐述、临证经验、方药探究等主题展开研究,试图比较全面地反映近代中医药学术内涵和特色。

段教授认为,对民国期刊的整理研究工作要进一步深入下去,对这些珍贵的文献资料要深入研究,要让它们变成有生命的东西,可以为中医工作者所用,为现代中医药研究发展提供帮助。吾辈当延续近代中医先贤们锐意进取、勇于创新、博学求实、团结合作的精神与风貌,在传承精华和守正创新中行稳致远。希望本套丛书的出版,能为增进人民健康福祉,为建设健康中国做出一份贡献。

编　者

2024 年 6 月

前　言

　　凡温病时疫之治，即当求诸伤寒之论。庚子疫年至今，其间用《伤寒论》六经辨证治新型冠状病毒感染取效者，十有八九。温病时疫虽病因病名各异，其论治皆宗六经。六经辨证为百病之法，不专为伤寒一科。

　　外感病治法详备于六经病中。治伤寒，有温散、温补；而清热、凉解、吐下、利尿、养阴诸法，皆为温病而设。然伤寒、温病治法混淆，辛凉、滋阴滥用成风，由来已久。近贤祝味菊初到沪时，同行医家多宗江南温病派，用药主张轻清灵动，祝氏对此颇有微词，谓："仲景治伤寒，温、凉、寒、热四法俱备。自有温病之说，世风大变，竟谓南方无真伤寒，有之，皆温病也。温为阳邪，宜寒宜凉，于是清法大时，医有终其身不用仲景法者，而叶、王、鞠通之方则无不熟读。靡靡之风，举国尽然，稍有异见，便无声援，医阀当道，炙手可热。时医偏好用清，尚时也。"究其故，实缘于时医畏《伤寒论》方之难用，以不明之术，传之于子，传之于徒，衣钵相承，陷人于死，而终不悟其所以然。

　　师公刘民叔《时疫解惑论》序云："所以人之有生，为水火刀兵所伤残，不若瘟疫之广，盗贼匪徒之凶暴，不若庸医之毒。"医者不明，病者无命。有感于此，特撰此稿。选取段逸山《中国近代中医药期刊汇编》所涉温病时疫医案，整理分类，列春温、暑温、伏暑、秋温、秋燥、冬温、湿温、烂喉痧、痢疾、霍乱、痘疹，凡十一门近百例。略叙医家生平，略论医案拙见，务欲反映彼时中医界人士对温病时疫治疗之认知及实践。所涉医家不分名望高低，恕有犯冒，所纳医案或仅一隅，难免缺漏，所论义理，若有乖失，冀同道斧正①。

蔡　珏

甲辰谷雨志于沪上耕玉轩

---

① 书中原文错字、通假字、异体字、繁体字皆改，如灯芯（灯心）、槟榔（槟榔）、硃连翘（朱连翘）、海蛰（海蜇）等。所载药物穿山甲等相关内容仅作文献参考，据国发〔1993〕39 号、卫药发〔1993〕59 号文属于禁用之列，临床应以代用品代替。

目　录

春温 ·· 1

春温发痉治验录八则 ··························· 王行三　1

桑菊白虎汤治小儿春温咳嗽案 ··········· 蔡东荣　8

保津化浊治春温内陷案 ·························· 王询刍　9

春温白㾦案 ······································· 陈芝高　15

羚羊石膏治温毒冲脑 ··························· 黄星楼　18

育阴固脱治春温坏症 ··························· 邢锡波　22

春温治验两则 ····································· 马绩熙　24

暑温 ·· 28

六一散治中暑挟痰案 ··························· 刘蔚楚　28

升阳散火汤治暑热下利案 ···················· 钱文广　30

竹叶石膏汤治孕妇暑热闷闭案 ············· 顾小田　31

甘凉清润治暑温痿躄案 ························ 袁跃门　33

白虎汤治暑热发痉案 ··························· 翟冷仙　35

承气汤及石膏梨汁治暑热痉证案 ·········· 邵宝仁　37

三石汤治感暑传里案 ··························· 陈典周　40

白虎汤治暑湿如疟案 ··························· 周季楠　41

大柴胡汤治暑温案 ······························ 陈启成　42

伏暑·· 44

　　黄连苏叶汤治伏暑呕吐案 ·································· 李春霖　44

　　潜阳增液治伏暑泄泻危症案 ······························ 曹炳章　45

　　银翘散治伏暑兼风温之治疗 ······························ 周　镇　51

　　胃苓汤治伏暑湿滞案 ······································ 袁跃门　53

　　蜀漆治伏暑化疟疟案 ······································ 周禹锡　54

　　凉开法治伏热痉厥 ·· 邢锡波　57

　　伏暑热痉 ·· 颜芝馨　59

秋温　秋燥·································· 62

　　秋燥吐血兼伏暑症 ·· 刘蔚楚　62

　　辛淡降气治秋温夹饮案 ···································· 袁跃门　64

　　葛根芩连汤治秋温下利案 ·································· 张泽霖　66

冬温·· 68

　　育阴摄纳治冬温喘逆案 ···································· 袁跃门　68

　　桑菊饮治冬温咳嗽吐血 ···································· 蔡东荣　70

湿温·· 72

　　化浊汤治湿温案三则 ······································ 周雪樵　72

　　细辛治少阴湿温案 ·· 张大燨　74

　　调胃承气汤治湿温案 ······································ 袁跃门　75

　　三仁汤治湿温案 ·· 翟冷仙　78

　　栀子豉汤治湿温案 ·· 丁甘仁　80

　　柴胡和解枢机治湿温案 ···································· 丁甘仁　81

　　小柴胡合桂枝白虎汤治湿温案 ······························ 丁甘仁　83

　　附子理中汤治湿温误治案 ·································· 丁甘仁　84

　　温中法治湿温案 ·· 蔡少卿　85

芳香宣化治湿温案 …………………………………………… 汪逢春 88

烂喉痧 ………………………………………………………… 93

　栀子豉汤治丹痧案 ……………………………………… 张汝伟 93

　温邪丹痧案 ……………………………………………… 汤逸生 95

　麻杏石甘汤以薄荷代麻黄治儿科喉痧案 ………………… 刑锡波 96

　攻下法治喉痧重症案 …………………………………… 耿耀庭 99

　清瘟败毒饮治烂喉痧案 ………………………………… 王子和 101

痢疾 …………………………………………………………… 103

　桂附理中汤治妊娠下痢案 ……………………………… 俞道生 103

　痢疾治验三则 …………………………………………… 颜伯卿 104

　痢疾治验笔记 …………………………………………… 张锡纯 108

　温法治痢疾验案数则 …………………………………… 曹颖甫 112

　补法治痢疾险症案两则 ………………………………… 汪景文 115

　清暑生津法治噤口痢案 ………………………………… 周　镇 117

　大承气汤治暑毒赤痢案 ………………………………… 邢锡波 122

　提壶揭盖治厥阴下痢癃闭案 …………………………… 翟冷仙 123

　黄连阿胶合白头翁汤治血痢案 ………………………… 翟冷仙 125

　附子理中汤治寒痢案 …………………………………… 许公岩 126

霍乱 …………………………………………………………… 128

　四逆加人参汤并用滑石治寒霍乱案 …………………… 方秋崖 128

　四逆加人参汤治中虚霍乱案 …………………………… 杨燧熙 129

　平胃散二陈汤治湿痰霍乱案 …………………………… 蔡东荣 130

　白虎汤、六一散治妊娠暑热霍乱案 …………………… 蔡东荣 132

　蚕矢汤治热霍乱案两则 ………………………………… 梁长荣 133

　三物备急丸治干霍乱案 ………………………………… 陈青云 136

吴茱萸合大承气汤治寒热错杂霍乱案 …………… 陈启成 137

麝螺遏脐法治热毒霍乱案 ……………………………… 王会贞 139

痘疹 ……………………………………………………………… 142

保元汤治险痘逆证案 …………………………………… 颜伯卿 142

益气托浆法治儿科痘证案 …………………………… 袁绿野 144

温清并用治痘陷兼血痢案 …………………………… 李健颐 146

成人痘科六则 …………………………………………… 李秋铭 148

柴葛解肌汤治恶性痘之治验案 ……………………… 何公度 152

春　温

春温发痉治验录八则

王行三

　　辛未年终，余旋里度岁，后因"一·二八"战事关系，不能骤回。是年冬春之交，天气寒燠不定，虽当降雪，亦闻雷鸣，冬行夏令，春行秋令，欲藏反泄，宜生转肃。清明前后，吾乡温病大作，蔓延全邑，死亡接踵。经余治者，无不全活，谨此将案分述数则于下。

　　余从侄媳，素惯藜藿，年青力强。清明节夫妇扫墓归，妇取粉点尽量食之，晚仍照常用饭，饭毕即猝倒不省人事，牙关奇紧，呼吸急促。邀余不遇，转请某医诊治，初用辟瘟丹，连灌三粒，不应；继用至宝丹、苏合丸、紫雪丹，及大队寒凉，如石膏、知母、竹叶、灯心、鲜地、元参、银、翘、桑、钩、竹沥、竺黄之类，服至三日，非惟毫无转机，且形神顿削，僵卧濒死。改延家叔，认为不治，辞不立方。余诊其脉，伏而不出，开关验苔，淡黄厚而垢腻。外证时时太息，身热不扬，鼻煤唇焦，目瞑项强，手足微牵，便闭不语。因语病家曰：病起饱食之后，邪热有所依附，无殊资敌以粮，急则治标，法当克化，破其坚壁，贼必四散，散则不难追踪杀之矣。然证象如此险恶，恐药力未及，而生命告终，倘得苟延十余小时，余信必有转动。方用苍术、厚朴、枳实、姜夏、神曲、焦查①、黄芩、豆豉、青陈皮、谷麦芽等，上午进药，至晚果神识清醒，能诉痛

---

　　① 查：应为"楂"，后"山查""查肉"等同。

苦。乃病家以为此方有功,当夜私自再服。次日复诊,脉细不数,舌剥鲜红,中有一绺黑燥裂血,舌强不利于言,目赤神爽。余曰:刚燥太过,热烁津液,舍脉从证,育阴清热为是。一剂而便大通,再剂而舌灵润,三剂而胃能纳。因家道式微,不再服药,竟于短时间内恢复康健。

【编者按】

病起饱食之后,邪热有所依附,乃食积郁热所致神昏内闭。治在消积清热,轻则保和,重则承气,对症用药,所以效力神速。

内侄某,五岁。夜阑频呼头痛,鸡鸣忽然痉厥,时余适在,见其痰沫上涌,手足掣引,牙关渐紧,项强,身微热,脉弦细不甚数。当用蔓荆、芥穗、南星、天麻、杭菊、钩钩[①]、郁金、陈皮、茯苓、菖蒲、姜汁、竹沥半夏、玉枢丹[②]为剂。服后痉厥乃回,痰沫亦平,惟昏睡不语。余早辞归,内弟欲邀余再诊,苦于路遥,遂改延枫镇李某诊治。初方与余大同小异,一剂不应,复诊则参入大黄、元明粉、琥珀抱龙丸等,又不应。次日嘱再进,讵药未入口,而大便洞泄,不杂粪汁。病家无知,竟将煎成之药与服。一之为甚,何堪再误?痉乃复作,气息奄奄,命如游丝。家人皆信万无生望,停药有日,但儿女情深,终不忍遽捐,特邀余一决。诊脉沉涩,身热尽退,验苔浮面黄腻甚厚,底层白润,唇焦齿垢,四肢微抽,目暝,启视通红,翳膜遮睛,询系曾点时病药水致此。沉思冬春以来,常气候不严寒而雪飞,不暴热而雷震,且雷每震于雪飞之时,其声沉潜,阴阳相乘,蒸变不已。人在气交中,感受不正之气,未尝即发。际此三春时节,犹朔风凛冽,风为百病之长,乘虚袭入,所谓外感引动伏邪是也。证属痰热湿浊阻于内,风寒拒于外。清凉不可,攻伐尤非。今既误下,幸泻后即止。细察形证,尚无他变。

---

① 钩钩:钩藤别名,后"嫩钩钩"同。

② 玉枢丹:出自宋代王璆的《是斋百一选方》,原名神仙解毒万病。药用文蛤(注:即五倍子)三两、红芽大戟一两半、山慈菇二两、续随子霜一两、麝香三分,将前三味焙干为细末,入麝香、续随子研令匀,以糯米粥为丸,每料分作四十粒,以姜蜜水等磨服或用水磨涂。可解一切药毒、恶草、菰子、菌蕈、金石毒、吃自死马肉、河豚发毒、时行疫气、山岚瘴疟、急喉闭、缠喉风、脾病黄肿、赤眼疮疖、急中及癫邪、小儿急慢惊风、痈疽发背未破、鱼脐疮、诸般恶疮肿毒、汤火所伤、百虫、犬鼠蛇伤等。为治疗中毒、痈疽疖肿及中风急救之常用成药。

治本初意,去半夏、南星、芥穗、天麻、钩钩、姜汁、玉枢丹等味,加桑枝、橘络、姜竹茹以息风活络而豁痰,茅术、谷麦芽以渗湿运中而化滞,黄芩以清热。服后仅四肢抽已,再剂则能转侧,三剂而便骤下,大如兔粪,中杂痰沫水湿。从此口能言,目能视,不甚明,舌苔渐松,虽腻较薄。原法加减出入,十剂愈,两目翳膜,亦同时消失,此实非余所敢预期也。

【编者按】

外感引动伏邪,风寒拒于外,痰热湿浊闭阻于内,而成痉厥内闭。治在豁痰开窍,兼辛散外邪。后经他医误下,病入险境。仍本初意,主豁痰清热熄风,并顾健运中焦。一经痰开热泄、中焦得运,诸窍通达,痰沫水湿亦随宿便而出。

屠姓妇,嫁夫未久。一日归宁,猝然牙关紧闭,手足抽搐。当延就地某医诊治,谓为脑膜炎,处方用银翘、桑菊之类,加牛黄、至宝丹,服后牙关渐展,而手足妄动,狂乱谵语,时见鬼神。医云:此热入心包也。原方加竺黄、紫雪再服,卒无小效。其父母以为此必鬼神凭藉,故汤药不灵耳。即以渔网裹护病人,乘夜私逸,刀枪殿后,送回夫家,以远邪魅。讵病人经此磨折,忘狂益甚,及邀余诊。已届一候,脉右洪大滑数,左弦数,身热面赤,目赤怒视,苔黄干燥,唇焦渴饮,彻夜不寐,六七日不更衣。余曰:温邪与阳明燥气合化,胃家实也,今贼犯中土,烈焰冲天,苟无斩关夺门之将,则津液怕立涸之虞。前医方药,看似力量雄厚,其实离敌甚远,何曾抵抗,故徒见其害,不见其利,为今之计,急宜下夺。方用鲜生地、鲜石斛、生大黄、元明粉、白知母、连翘心、经桑叶、嫩钩钩、天花粉、生竹茹等,一剂而燥粪时下。再诊狂乱不作,而忘语仍有,神识已清,而脉势未静,理宜一鼓荡平,不使余烬复燃。原方去明粉,加甘草以缓大黄直趋之性,令留中搜邪,诘朝又得大解一次。三诊脉当洪数有力,间作谵语,略事加减,大黄减去三分之二,隔日又下燥烂杂屎甚多,遂脉静身凉,安寐思食,再为调理数剂而康。

(《国医杂志》1933 年 6 月)

【编者按】

温邪已入阳明，与肠滞互结而成腑实证。治在通腑泻热，涤荡胃肠，宜承气辈主之。津液干涸诸象，皆因热而起，邪热去而津液自复。

梅右，当午夜初觉，自言头痛肢麻，言犹未已，遽尔发痉，延及天明，来请余诊。余至，病人豁然苏醒，其证形寒身热，神情瞀乱，烦躁多言，卧起不安，面目微赤，耳微似聋，欲呕不得呕，皮黄薄苔，脉来细数。考其宿舍，住于湖滨，周围蓬壁而多罅漏，可见居室不密，夜眠被褥失检，邪风乘隙而入。而其人又系冬不藏精而伤于寒之辈，猝罹外邪，无异导火线，致引动伏邪而发病。余用蔓荆、薄荷、荆芥、杭菊以驱散外来之表邪，蝉蜕、钩钩、连翘、桑叶、豆豉、栀子、木通、灯心以开泄内出之伏邪。一剂无所进退，再剂耳聋复聪，呕止，身但热不寒，渴喜冷饮，右手脉势渐大，大便自遗。凭脉察证，邪已干及阳明，阳明属胃，称为阳土，乃温邪必传之所，古人所以谓为成温之渊薮①也。但温邪至此，顺而非逆，邪未积聚，可清而已。改投加味竹叶石膏等，亦两剂而身热大退，神志顿归宁静，再为清热养阴而愈。后十余日，因不守余戒，任意啖果品过多，食腥腻太早，傍晚忽头旋眼花，四肢麻痹，筋脉微急，两手虽握，状欲发痉。复延余诊，验苔灰白垢腻，按脉沉清。余曰：此肝脾郁滞而聚泻停痰也。予以涤肝畅中疏痰之剂，一服即平。嘱勿再贪口腹，遂无复波折云。

【编者按】

外感温邪，入里化热。初以栀子豉汤、银翘散辛凉透邪，终究力薄。嗣后邪热传入阳明，而投以竹叶石膏汤，清余邪，益气阴。此后又因不忌饮食而食复，再予健脾化痰而告愈。

陈左，业农，终岁勤动。某日力耕之后，顿时寒起四末，肢麻头痛，转瞬间

---

① 原文为"阳明为成温之薮"，出自清代医家柯韵伯《伤寒来苏集·伤寒论翼·温暑指归》。

牙关紧闭，手足拘挛，人事不省。当时所谓脑膜炎之名，固已谈虎色变，妇孺皆知，慈善家预制急救时病药水，广为施送，几成家家咸备，以防不测。故病家先将药水自行设法灌下，一面即延邻近该处之某医诊治。讵某医胸有成见，相对斯须，丸则至宝、苏合，汤则银翘桑菊，知觉旋告回复。但一波初平，而吐泻又起，某医崇尚时名，以为"脑膜炎"三字，顾名思义，其为热病可知，是则吐乃火上冲，泻系热下逼。故恣投竹叶、石膏、知母、元参、鲜地、栀子、黄连、黄芩，经三昼夜，而吐泻不止，势臻危殆，尤可怪者，拟加羚羊、犀角矣，谓非此实不足以挽狂澜而拯逆流。幸二物值昂，病家疑莫能决，遂请余诊。余至，病人时欲吐泻，而已无所吐泻，额上微汗，微热微渴，语言懒怯，苔色黯黄而润，脉象虚弦无神。余曰：吐泻之来，本由中焦寒热混乱，脾胃升降失职使然，今至三日之久，其脏腑之消耗已巨，虽有贼邪，自必随之俱去，此理虽常人亦明，现在当维护胃气。余以《局方》六和汤[①]加减，即党参、白术、陈皮、茯苓、姜夏、藿梗、白芍、薏米、炙甘、生姜，一剂逆定，后为调理数日乃瘥。

【编者按】

医者，必先有定识于平时，乃能有定见于俄顷。先经杂药乱投，药不中病，而中气已伤，遂致吐泻不止。中焦逆乱，升降失司，以健脾和胃而得痊愈，全在医者明察秋毫，处方对证。

魏右，清明日游春归来，时已暮色苍茫，正与家人团叙之际，忽觉恶寒头痛，旋即呕吐清水，一呕而痉。月夜来邀余诊，身热不扬，口噤项强，肢冷面尘，手足瘈疭，诊脉颇难根据。余断为此乃既中风冷，又感时气。盖其时天气暴寒暴热，瞬息数变，而病人病前自述所游，又系深谷巉岩间，自易受岚瘴之气。《经》云：诸暴强直，皆属于风；风者善行而速变。今挟不正之气，由皮毛侵袭，由口鼻吸受，故其为病，外内皆闭。先以通关散触鼻，屡触不嚏，但牙关略弛，遂用《肘后》葱豉汤加蔓荆、苏叶、生姜等味，服后温覆取微汗而

---

① 《太平惠民和剂局方》六和汤：缩砂仁、半夏（汤炮七次）、杏仁（去皮、尖）、人参、甘草（炙）各一两，赤茯苓（去皮）、藿香叶（拂去尘）、白扁豆（姜汁略炒）、木瓜各二两，香薷、厚朴（姜汁制）各四两。

醒。复诊身形若有寒热，四肢微感不仁，头略眩晕，胃腹微满，有时泛泛欲呕，苔间白黄，带腻嫌厚，脉有弦象，胃不思纳。知其表解而里未和，改用苍术、厚朴、腹绒、豆豉、枳壳、陈皮、茯苓、栀子、黄芩等，加紫金片少许。一剂而安，两剂而起居如常矣。

（《国医杂志》第八期 1933 年 12 月 31 日）

【编者按】

《素问·评热病论》云："邪之所凑，其气必虚。"天时反常，骤寒骤热，加之游于深谷巉岩间，正气不足，外邪乘虚而入。治宜疏散外风，先服辛温发散剂，汗之而醒。表解后里未和，头略眩晕，胃腹微满，有时泛泛欲呕，故以平胃散燥湿运脾，化痰行滞，并用紫金片辟秽解毒。

詹某，年近弱冠，家于旷野，茅屋数椽，四无人烟。平日风宿雨餐，寒暖不均。当其有事西畴之时，适值时病流行之际，劳役过度，六淫易侵，忽于夜间头痛肢麻，未几发痉。不久即自苏醒，但身发盛热，妄言妄见，烦乱不宁。业经某医诊治三日无效，末延余诊。斯时病人颐颊肩臂等处，遍起紫块，或细长如指，或成块如栗，身热烙手，目赤喜闭，手足浮动，频频饱呕，神识入于半迷状态。自言头痛如破，胸闷不舒，口干不欲饮水，二便通调，诊脉缓大，验苔白厚，似干而腻。索阅前医诸方，尽是生地、元参、银、翘、膏、知、竹叶、钩藤、大青、蒌仁等凉润之品。余曰：此火热为空气郁遏，不得畅达使然，岂可滥用寒凉？《经》云：火郁发之。方用栀、豉、芩、连、厚朴、陈皮、杭菊、连翘、牛蒡、知母、桔梗、薄荷等从里透表，以为疏散。连投两剂，呕平热轻，神识顿爽，紫块干缩，渐渐如痘疮结痂。惟睡中尚多妄言，渴欲思饮，苔中间深黄不燥，边尖白腻，脉象带数。原方厚朴易腹绒加花粉再服。次日其兄至余处转方，谓身热愈降，头痛甚瘥，烦闷悉减，颇能安眠，且思饮食。问余可啖何种果品，可啜糜粥否？余告以果品始终不可啖，糜粥亦尚未可啜。盖他医治此症，开口热病，动手凉药，或愈后病人既不戒口，医又嘱其恣啖梨蔗，以致寒热交作，往来如疟，反反复复，卒归夭亡，余已数觏不鲜矣。其兄聆余言，即携余方配药回家。次日，彼又忽

忽来，谓：昨日吾弟索食，吾母已稍进糜粥，并在某处乩^①坛内求得乩方一剂，即行煎服；先生之方本彼今日与服，只以昨夜吾弟神情又转烦乱，片时不曾合眼，特请复诊。余往诊毕，取乩方与某医方相对，少去石膏、大青，多出桂枝、生姜。怦怦然谓其母曰：妙哉仙也，彼实非仙，惟余乃仙，不信请看今日服药如何。仍拟初方去厚朴、桔梗、薄荷，加竹茹、花粉，是夜果得酣睡，烦乱俱解，信余之心遂决。再诊三次，身热尽退，紫块疮痂陆续消脱，独不思饮食，苔变白腻，厚滞不去，脉仍浮大，比前无力。改用苍白术、苏藿梗、腹绒、米仁、陈皮、茯苓、泽泻、谷芽、枳壳、甘草等，理脾和胃，数剂霍然。

【编者按】

《丹溪心法》："火盛者，不可骤用凉药，必兼温散。"温病治则，除"清、透、滋"之外，亦遵"火郁发之"。若初起过用凉润，遏阻阳气，热郁于内，所以清之不去，滋之益腻。治当宣发郁热，透邪外出，乃施栀子豉汤及普济消毒饮使病现转机。

　　楼幼，伶仃孤苦依叔为生。一日头痛身热，卒然牙关紧闭，角弓反张，当请李某诊治，肢体虽已恢复自然，但五六日来，身发烧，烦渴引饮，大便不通，不食不寐。继延同族某医，始则清导肠胃，热度较低，渴饮略减，某即改用辛凉轻剂，以致养痈遗患，病经半月以上，邪热转炽。余因事至其地，其叔闻讯，乘便邀诊，目睹病儿形容憔悴，时时叫唤，烦扰不安，唇焦裂血，素饮不休，身壮热，溺短少，便多日不行，舌苔干黄，脉右滑数，左细数。细检楼某诸方，知其初治甚善，惜乎心粗胆怯，一下不敢再下，欲以轻剂缓缓图功，谁知功未至而害立见。余一面用生军、生栀、生甘等以导积热，一面用沙参、麦冬、生地、花粉等以养津液，二者同时并进，此即兵家剿抚兼施意也。连投两剂，燥结续续微下，热退渴止，五脏安和，胃能思纳，饮食调养，不药而愈。

（《国医杂志》第九期 1934 年 3 月 31 日）

----

① 乩（jī）：指占卜问疑。

陆九芝曰：温病热自内燔，其发重者，只有阳明经腑两证。经证用白虎，腑证用承气，有此两法，无不可治之温病矣。表解不及，风从热化为风温，入里为温病。柯韵伯曰："阳明为成温之薮。"薮者，众辐之所趋也。热在于经，属无形之热，此白虎证；热结于腑，属有形之热，此承气证。本案身热烦渴，大便闭结，多日不行，属热结于腑，治宜通腑泄热。前医初用清导肠胃，热渴略减，不敢再下，而改用辛凉轻剂，使邪热转甚，蕴酿成痈。即审定阳明腑实证，连用两剂生军（大黄），燥结缓下，邪热始得肃清。且病经半月，已有津伤之象，故并用生津之品，剿抚兼施。然读《伤寒论》可知，除麻子仁丸以蜜润下通便，承气辈诸方皆无生津之品。温病津伤乃因热结而起，理当先攻下，使邪去热退，再予养阴，攻补分施，而不混杂。

桑菊白虎汤治小儿春温咳嗽案

蔡东荣

［病者］高州杨氏儿，年二岁，侨居海口。

［原因］天久亢旱，温气甚盛。本年春，又复严寒。幼年之母，不善养子。忽畏温，忽畏寒，致成春温咳嗽。

［症候］初起时，风寒外束，作发热恶寒状，转而灼热，大渴引饮，咳嗽喘促。

［诊断］虎口筋青紫，已达气关，舌苔黄夭①绛，小便黄，大便稀。审为春温咳嗽无疑。

［疗法］用桑菊、苏叶以解表，白虎以清里，再加泻白散清肺而止咳。

---

① 夭(ēn)：瘦小。

处方：桑叶八分，杭菊花一钱，苏叶七分，生石膏一钱，知母一钱，甘草七分，桑白八分，地骨皮八分，粳米少许。

次诊　前方服二剂，温热渐退，惟咳喘不止、小便不清，再用前方加减治之。

次方：桑白八分，地骨皮八分，生石膏一钱，知母八分，甘草五分，粳米少许，苏叶五分，北杏仁八分（去油），前胡七分，滑石一钱。

［效果］前方服二剂全愈，再用健胃之品调理而康。（《爱松堂医案》）

（《杏林医学月报》1934 年 6 月）

【编者按】

本案初起，风寒外束，作发热恶寒状，转而灼热，大渴引饮，咳嗽喘促，虎口筋青紫，已达气关，属风温表证。风温为温病之轻者，未离中风之表，未热化成温，属无形热结。此非桑菊辛凉轻剂所能胜任，宜麻杏石甘汤主之。张锡纯谓麻杏甘石汤"为治温病初得之主方，而欲用此方于今日，须将古方之分量稍有变通。"然明清温病学派对后世影响至深，尤重津液而畏麻黄如蛇蝎，恐麻黄发汗亡津，而悬为厉禁。惯用桑菊、银翘治风温表证，如遇风热轻证，尚能应付。一旦遇重证，因畏用《伤寒论》麻杏石甘汤、大青龙汤主方，不知延误多少患者。本案发热乃因于表，卫阳被遏，腠理闭塞所致，非脏腑阴虚内热。地骨皮、知母皆为清里虚热药，非表证初起所宜。

保津化浊治春温内陷案

王询刍①

以下十三诊，系京沪铁路车长高咏春胞弟（永年）之方案，病属春温晚发。误于西医，起始未经清泄化邪，即用开便下泻之法。服蓖麻油等泻后，

① 王询刍（1873—1945）：江苏无锡六区桥（今属无锡市滨湖区胡埭镇）人。为孟河名医马培之入室弟子，精内、外两种。上海中教道义会会员。

邪从内陷,痰火积浊,搏结不解,驯致神昏谵语,舌黑干燥如鳞甲状,唇裂结血瓣。所异者,危险如此,并不口渴欲饮。盖湿温舌黑其苔如霉,用药必须辛苦温开,此症系属气燥津伤,与阴伤液涸者不同。所以方中只有存津熄炎之语气,无育阴填液之表示,所用者完全清气火透泄之品,无味厚质重滋阴之药。又因其浊结不解然陷于中,遂用推荡攻破之意,寓入其中,渐渐转危为安。倘误用滋厚浊味,定能助桀为虐,而转不救,可不慎乎。治病之要,第一要认明病之原委,气燥津伤,阴伤液涸,见症中只隔一线之辨,切不可含糊而忽诸焉。用特志之,以存后来者注意。光壁附志。

一诊 伏温春发,未表解而先开便,邪机内陷,留著阳明胃肠之间,热郁不透,懊烦难名,唇燥,苔微黄夹灰,脉右关滑数沉着,左浑似数。有时形寒,未离于表者,还从解表透里主之。

清水豆卷五钱,薄橘红一钱,香白薇三钱,连翘三钱,焦枳壳一钱,光杏仁三钱,仙半夏三钱,粉前胡八分,生薏仁四钱,薄荷叶二钱,扎入活芦根中二两(去节,刺孔)。

二诊 温邪未经表解,而先开便下达邪机内陷,蕴结不化,胸腹懊恼,而有谵妄之作,昨投透里清宣,稍得以汗,略作以咳,右脉沉数,舌苔中剥,边垢浊腻。拟开上宣中,分解痰浊之阻闭,再观动静。

豆豉卷三钱,广郁金三钱,盐橘红钱半,炒葛根八分,枳壳一钱,炒黄芩二钱,盆菖根一钱半,太乙丹二锭(包煎),杏、薏仁各二钱,活芦根一两五钱(去节),红灵丹二分,栝蒌皮二钱。

三诊 进解表透泄,开浊顾津,得汗而形寒解,谵语不除,口渴不欲多饮,舌苔前半光绛如镜,两边垢浊,灰黄不净,小溲不多,津伤气弱,湿浊化热之邪,留恋在中,脉息右较浑糊,左弱不扬。病情尚在险关,出外就医,冒风感冷,殊非所宜。急急保津化气,寓以清神明,淡化湿浊,当希高明候正。

鲜铁石斛五钱,朱连翘四钱,栝蒌皮二钱,西洋参四分,玳瑁①片二钱,

---

① 玳瑁:疑为"玳瑁",后同。

知、川贝母各三钱,块滑石六钱,佩兰梗二钱,活芦根一两,鲜竹叶卅片。

四诊 温邪夹浊,沉伏中下两焦,胃液枯耗,心肝阳炎,昨投保津淡化泄浊,右脉之数度较减,左糊较明,但舌前半光绛之色尤深,扪之毫无潮意,根后苔呈黑色粘贴,神志尚未清明,喉有痰滞,涕多鼻窍不利,肺胃气液不化,清旷失展,胸闷不快。左揆右度,保津以利气化,宣中泄浊以远燥烈,虚实照顾,右左逢源,庶有转机之望。聊尽绵力,以翼幸吉。

川霍石斛各三钱(先煎),盐水炒川连三分,方通二分(包),西瓜子肉三钱,老天竺黄一钱八分,枳壳炒蒌皮二钱,竹油炒枳实七分,菖蒲根四分,炙白苏子三钱,佩兰梗三钱,盐橘红一钱二分,炒枇杷叶五钱(去毛,包),竹沥五钱。

荷花露四两(冲煎),蔷薇露三两(冲煎)。

五诊 温邪液涸,浊热搏结不解,气不旷达,胸闷嘈杂频作,神志不爽,痰滞较轻,语言舌掉不灵,中后灰黑之苔稍薄,前之绛光色较淡,扪之仍无津润之意,脉右关滑中寓数,左弦数显明。由此观之,腑阳浊热尚甚,阴津不得布化,邪机尚在出入之间,还宜保津增液,利气泄浊,通畅内腑之展化,为目前之计。

鲜霍石斛各三钱(先煎),广郁金三钱八分,清炙枇杷叶六钱,朱连翘壳三钱,姜炒川连三分,方通二分(包),炙苏子仁四钱,盆菖根三寸,枳壳炒黄芩二钱五分,童木通一钱八分,真马宝末一分(石斛汤先过下),礞石滚痰丸二钱,扎入芦根中六钱(刺孔)。

六诊 续投保津增液,宣利气机,开泄湿浊之凝聚,通和内腑热势,谵语间时仍作,口渴不欲饮,唇燥,舌之前半光已退,绛赤起裂,扪之稍有潮意,中后黑,苔不贴紧而转松堆,懊侬胸闷依然。细测症情,津液稍回,浊热搏结未解,清为浊遏,神志不能运展,三焦气化不利,溲赤便少,脉形之数度减低。扬清抑浊,流展气机,存津却热,而畅神志,不可缓也。

鲜金石斛六钱,磨槟榔汁六分,菖蒲汁一钱五分,炒黄芩二钱五分,天冬二钱,扎川连四分,盐水枳壳实钱半六分,蔻仁研滑石四钱,鲜枇杷叶八片(去毛,包),省头草四钱,粉猪苓三钱,红灵丹二分,瓜蒌壳三钱,黛灯心六分,入芦根中八钱。

七诊 温邪陷后,化火伤津,浊邪锢结不解,胃与肠展化不得如职,清被浊遏,津不能升,神不旷达,是以唇燥舌光干,而苔焦黑,口不欲饮者,是此故也。昨投抑浊扬清,磨化中停滞气,存津却热,热势起伏而作,便泄溏污,并不腹痛,溲赤,神志不爽,寝则谵语,寤则清明有序。书云:见燥而热不扬,中有滞结邪郁之故。脉息右手中见滑数,左弱浑糊。当此之时,泄化和阴,开浊流利,清阳以通神明,尚在区区也。再方以观消息。

紫雪丹三分,炒枳壳一钱五分,大腹绒四钱,朱连翘四钱,竹沥半夏三钱,川贝母一钱五分,桑叶二钱,盐橘红一钱二分,方通三分,包苏叶三钱,广郁金三钱,盆菖根三寸,枣儿槟仁三粒,薄荷一钱,扎入芦根中(刺孔)一两五钱,茅根肉二扎(去心),灯草三分。

八诊 叠方保津泄化,清神明以消积浊,无如气燥津伤,不易骤回,中府热浊挶结,胃气之展化失职,浊碍其清蒙被窍络,神志不慧而谵语间作,胸闷不饥,大便解而不多,小水仍赤。三焦气化受酌,营分亦被热蕴,病机正在进退之间。脉息右关滑中有力,左三部虚软寓数,舌前半干绛无津,中后黑苔,燥如鳞甲。清气存津,芳香涤浊,通化阳明,分利三焦,犹在当务之急。

紫雪丹三分(冲),生石膏五钱,全瓜蒌四钱,鲜生地渣五钱,知川贝母三钱一钱五分①,方通包苏子三钱,铁皮斛三钱,朱连翘四钱,竹叶卅片,盐夏三钱,滑石五钱,童木通二钱,枳实导滞丸四钱,活芦根二两(去节),荸荠肉三个。

九诊 昨方投后,大便已解两次,曾见黑色之粒块,肠胃积垢,虽下未尽,以手按之,脐下不和,小水仍赤,谵语未息,胸闷犹然未畅,脉息左手已渐向和,右关之脉,数象略减,舌上津回不足,黑苔稍稍脱化。药已中肯,乘势荡邪,正在此时,存津清热,宣畅中都,以明神志,未可缺也。

鲜洗生地六钱,广郁金一钱半(磨冲),炒车前子五钱,鲜铁斛三钱,朱拌山栀仁三钱,方通包鸡苏散五钱,西洋参八分,木香槟榔丸四钱,活芦根二两

---

① 据文意应为知母三钱,川贝母一钱五分,后书写形式同此类推。

（去节），蔷薇露八两（冲煎），万氏牛黄丸①一粒（匀三次化服），雪羹汤代水煎药。

（《现代中医月刊》第一卷第十二期　1934年12月1日）

十诊　《经》云：寒之而热者，取之于阴，热之而寒者，取之于阳。叠方大剂存津泄热，甘寒和阴，透泄于上，导滞以下，大便溏黑，小水红赤，谵语依然，神明内蒙，心肝之火与痰浊混合在中，盖言发于心，所以然也。证延两候有半，表热时有起伏，烦躁则欲掀衣露胸，内火之盛，可见一斑，时有咳嗽，还是邪机之泄路，舌苔前之干绛，已布微薄苔，中后之干黑略化灰色。然脉息弦数甚著，邪火仍炽，非寒凉清化，曷克解其围，保津固阴，犹在呕呕，清心辟蒙宣浊，亦不能缓。如此邪深热陷，重围叠叠之状，焉能小剂不锐之方，敷衍误事。仍拟大剂续进，以夺重围，备方候正，明眼注意，背城借一之计矣。

鲜大生地六钱三钱②，鲜大青叶六钱，朱连翘三钱，盐橘红钱半，嫩子芩二钱，鹅白薇四钱，知川贝母三钱二钱，玳瑁片二钱，方通草钱半（包套胆星），生山栀仁三钱，鲜菖根六寸，活芦根四两，嫩竹叶五十片，竹沥六钱（冲），礞石滚痰丸四钱（包煎）。

十一诊　昨方大剂背城一战，救气燥之津，挽阴伤之液，兼清泄通明，开痰化浊，投后谵语大减，便解尚见黑污，溲红较淡其半，胸次稍畅。惟起伏之热仍有，咳嗽间时而作，顷诊右脉数力退半，左关尺尚有六至，舌上黑苔边化中存，尖布微白，扪之无津。由此观之，急宜续进补防，消弭余炎，以冀津回液化，生机勃发，庶克渐入坦途矣。

鲜大生地五钱三钱，鲜大青叶四钱，大腹绒三钱（洗），盐橘红钱半，知川贝母三钱钱半，朱连翘三钱，佩兰梗三钱，焦子芩二钱，嫩白薇三钱，嫩竹叶卅片，活芦根一两五钱（去节）。

十二诊　昨方减其制而消灭余炎，凉营却热保津，舌苔之黑全脱，新布

---

①　万氏牛黄清心丸为明代万全《痘疹世医心法》卷十二所载。万氏家传三世名医，至万全更名重一时，兼通内、外、妇、儿诸科，尤以儿、妇两科最精，对儿科急惊、痘疹多有建树，堪为后世效法。本方为治疗小儿痘疹神昏、急惊之经验方。组成：黄连生五钱，黄芩、山栀仁各三钱，郁金二钱，辰砂一钱半，牛黄二分半。

②　据文意应为鲜生地六钱，大生地三钱，后书写形式同此类推。

粉白薄苔，津已回润，寒热微作，谵语入暮间作，溲未清，便溏色灰黄，上带咳嗽，温邪深陷转达之征兆，左脉之数已平，右手弦而少胃，大病初愈，最宜撙节起居饮食也。

川石斛三钱，连翘三钱，天花粉三钱，鲜竹茹二钱，盐橘红一钱二分，山栀壳二钱，鸡苏散四钱，焦子芩一钱八分，生薏仁四钱，赤芍苓各二钱，鲜枇杷叶五片（包），糯稻根须五钱。

十三诊 大病初退，气液交伤而未复，炉烟虽熄，灰中余烬未灭，寒热虽不起伏，里热犹存在营分，谵语已辍，溲未清而且少，大便两日末更，口稍渴，齿之血瓣舌之黑苔俱脱，虽布薄苔，而少津润之意，脉息沉软弦数，重按方见。当此之秋，还宜养阴凉营，助理气化，扫除余氛，再图善后调治之计。

鲜生地三钱，赤芍、苓各二钱，滑石块五钱，鹅白薇三钱，瓜蒌根三钱，元参心二钱，生薏仁五钱，川石斛三钱，竹沥半夏二钱，生谷芽三钱，鲜枇杷叶三片（去毛，包）。

（《现代中医月刊》1935 年 1 月）

【编者按】

温邪未经表解，而先与攻下，使邪机内陷，留著阳明，热郁不透。时有形寒，未离于表者，还以解表透里主之。先以清水豆卷、薄荷宣透表邪，并仿三仁汤之意，宣畅气机，开痰浊之闭阻。表邪稍得汗解，而谵语不除，胸腹懊恼，有谵妄之作，是邪已入阳明，且有化热伤津之象。三诊时，急于保津化浊剂中，加入玳瑁、朱连翘、竹叶以清神明。然热病津伤，乃因热而起，热不除则津不复，早用保津而迟于清肃阳明里热，总非所宜。此后守保阴增液，利气化浊法迭进五剂，至八诊仍见神昏谵语，懊恼胸闷，大便不畅，一派阳明热郁之象。此时增用石膏、紫雪丹清气凉血，枳实导滞丸消积泄热，万氏牛黄清心丸凉开醒神。然畏石膏之寒，枳实导滞之攻，而仅施一剂。药后仍见神昏谵语，烦躁不宁，迁延数日，再以大剂寒凉清化而转危为安。

春温白㾦案

陈芝高[①]

[病者] 袁礼谦育女欢容,十岁,住东莞茶山市。

[病因] 客岁天气过暖,阳不潜藏,是其原因。今春感受新邪,是其诱因。即《内经》所谓冬不藏精,春必病温是也。

[证候] 身热无汗,昼夜皆然,暮则谵语,体倦不饥。

[诊断] 脉浮滑数,舌苔微黄,脉症合参,此伏气春温证也。盖客岁冬季,天气过暖,阳不潜藏,阴液先亏,阴液既亏,则木失水涵,而火生于内。所以客冬不发者,因冬时为寒水司令,肾主闭藏故也。加以今春淫雨连绵,复感湿毒,湿郁肌表,是以无汗。内外合邪,阳郁不伸,是以身热。《经》言人之阴阳,外为阳,内为阴,又曰合夜至鸡鸣,天之阴,阴中之阴也。夫心藏神而主言,今热伏阴分,木火扰乱神明,同气相求,故谵语发于日暮。且脾胃均属土,喜燥而恶湿,内主化纳饮食,外统肌肉四肢。今湿困中焦,则脾胃失职,是以体倦不饥,若湿邪郁久不宣,必发为白㾦之症。

[疗法] 治宜辛凉解表,先散新邪,佐以疏肺生津,使伏邪外泄,然后再清伏热,忌投温燥之品。加味葱豉汤主之。

处方:淡豆豉三钱(后入),鲜葱白钱半(后入),白通草钱半,冬瓜仁一两(打),浙苓皮一两,南豆花[②]三钱,苦杏仁三钱(打),冬桑叶四钱,瓜蒌皮钱半,前胡片钱半,金蝉衣二十只,紫苏叶八分(后入)。

---

① 陈芝高(1918—?):男,字伯祥,广东省东莞市寮步镇石步乡人。三代世医,1930年跟随父亲陈渔洲学习中医;1936年冬参加上海名中医陆渊雷先生遥从部(函授);1955年9月—1956年2月,参加广东省中医进修学校(广州中医药大学前身)学习。《杏林医学月报》称其"精医白㾦、痨伤、咳嗽、吐血。医务所东莞茶山晚市街康寿堂……参校父著《白㾦秘钥》《风湿温歌》,编订《藻潜医案》。北平《国医砥柱》撰述主任兼社员,《文医半月刊》著者,藻潜医学社送诊所主任。"

② 南豆花即扁豆花,出处《本草图经》,来源豆科植物扁豆,7—8月采收未完全开放的花,晒干或阴干。《本草图经》:"主女子赤白下,干末,米饮和服。"《本草纲目》:"焙研服,治崩带;作馄饨食,治泄痢……功同扁豆。"

再诊 脉仍浮数,舌苔黄腻,壮热无汗,谵语渴饮,肢体惫倦,是外邪未去,伏热欲出之机。拟表里两解法。

再方:鲜竹心十六条,粉丹皮二钱,白通草钱半,南豆花四钱,白茅根八钱,瓜蒌皮钱半,冬瓜仁二两(打),前胡片钱半,苦杏仁三钱,浙苓皮一两,霜桑叶四钱,酒黄芩钱半。

三诊 脉症如前,汗出渴饮,外邪已解,伏热未清,增减吴氏青蒿鳖甲汤主之。

三方:鲜竹心二十条,生鳖甲八钱(打,先入),丝瓜络三钱,冬瓜仁一两(打),鲜茅根二两(先下),肥知母二钱,浙苓皮一两,粉丹皮二钱,青蒿梗钱半,连翘壳二钱,川古皮①五钱,大元参三钱。

四诊 诸候如前,燥渴更甚,谵语略止,小便不通。此非药过,乃伏湿遏热,层出不穷所致。仍仿前法加减。

四方:大知母二钱,川古皮六钱,生鳖甲一两(打,先下),粉丹皮二钱,青蒿脑钱半,小木通钱半,瓜蒌皮钱半,沙参尾八钱,鲜竹心二十条,浙苓皮一两,鲜茅根二两(先煎),浙贝母二钱。

五诊 脉滑而数,舌苔干黄,潮热渴饮,谵语不休,二便未通,胸腹白疹,是膈气不通,肺失清肃所致。沉寒冰伏之品,固不可投,即滋腻之药亦忌。宜宣化透疹法。

五方:蛇巅角②钱半(先煎代水),粉丹皮二钱,鲜荷叶、杆各三钱,桑寄生四钱,大麦冬三钱,冬瓜仁八钱(打),泡淡海蜇五钱,小木通二钱,连翘壳二钱半,净蝉衣卅只,白芍药三钱,象牙丝二钱。

六方:前方去巅角、荷叶、桑寄、冬瓜仁、木通、连翘、白芍、象牙丝,蝉衣易蝉花,加至宝丹一枚和服,人中黄三钱,荠苨③三钱,芦根五钱,灯心十根,合小陷胸汤,开膈化秽,解毒清热,照此方出入,连服五帖。

---

① 川古皮:即川骨皮,又称地骨皮。
② 蛇巅角:即射天角,是广东及广西一带的特有粤语方言名称,指清末及至近代两广人民下南洋谋生所带回来的一种动物的角,即产于东南亚及印度的印度野牛角,也称蛇巅角、蛇羚角、蛇顶角。主清热凉血解毒,功效类似于羚羊角及犀牛角。
③ 荠苨:桔梗科沙参属植物。功效:清热、润燥、解毒、化痰。治燥咳,喉痛,消渴,疔疮肿毒。

七诊 脉细软数,舌色干绛,疹出未透,谵语虽减,惟口渴汗出,是气液两虚,湿毒尚盛之候。宜育阴益气,化湿解毒以透疹。

七方:小龟板六钱,生鳖甲六钱,生牡蛎六钱,以上三味打、先下,腊梅花钱半,西薤白三钱,浙苓皮一两二钱,桑寄生三钱,石天葵钱半(后入),老广皮六分(后入),白芍药四钱,西洋参二钱(后入),金蝉花二钱,另加熟谷芽两半(先煎代水煮粥)。

此方连服二帖。

八诊 脉状略柔,舌色略润,口渴渐浊,疹出渐透。惟潮热耳听,精神短少,是气液未充。宜恪守前法,自可奏功。

八方:西洋参三钱(乳制,后入),生黄芪一钱,白芍药三钱,桑寄生四钱,小龟板六钱,生鳖甲六钱,生牡蛎六钱,川石斛四钱,以上四味打、先煎,仙半夏二钱,刀豆干二钱,心茯神五钱(辰砂染),腊梅花钱半,加熟谷芽三两(先煎代水)。

[效果]前方出入,连服五帖,以高丽参易西洋参,取其益气生津,无寒凉之性也。舌色脉状,均已柔和,知饥能食。不料体质薄弱,复冒风邪,脉转浮数,潮热汗出,是营卫不和,宗仲圣和营卫之法。盖营卫和,正气旺,不必用祛风之药,而风自除矣。投以加味桂枝龙骨牡蛎汤,一剂病遂霍然。

[说明]白疹一症,又名白㾦。古书虽有道及,惜皆语焉不详,未足为法。近日吾粤患是症者,十居六七,多由阴液亏损,湿郁经络而成。治之之法,始则用宣化透络之品,使疹外出,则邪不内伏,终则用育阴益气以收全功。家君渔洲,著有《白疹秘钥》一书,内论白疹证治甚详,兹不赘。芝高再志。

(《杏林医学月报》1935年10月)

【编者按】 ⋯⋯⋯⋯⋯⋯⋯⋯⋯⋯⋯⋯⋯⋯⋯⋯⋯⋯⋯⋯⋯⋯⋯⋯⋯⋯⋯⋯⋯⋯⋯⋯

王孟英《温热经纬》卷三《叶香岩外感温热篇》论白㾦:"湿热之邪,郁于气分,失于轻清开泄,幸不传及他经,而从卫分发白㾦者,治当清其气分之余邪。"湿热之邪,初起必从表治,当用辛凉解肌,使之外透。若宣透不及,白㾦隐伏不透,邪反攻里,致神蒙烦躁,此为逆证。初诊所用葱豉汤,方出葛洪

《肘后备急方》,为辛温解表轻剂,虽配伍桑叶辛凉解表,其宣透之力,总嫌不足,此后变相送出。

羚羊石膏治温毒冲脑

黄星楼[①]

[病者]四弟慕李,年二十岁,肆业于海安盛康钱庄。

[病名]温毒冲脑(西名流行性脑膜炎)。

[原因]体素性急,去年曾患眩晕,迭用介类潜阳之法治愈。今春之时,天气亢燥,因外受温毒疫疠之邪,内引厥阴风木之气。医者不明病原,辛温升散,信手写来(方中有桂枝、川芎、独活、白芷等品)。连服二帖,头痛转剧,神识渐渐不清。店中执事张道生,见斯症重,恐生意外之变,遂即雇舟饬司务送回。

[症候]头剧痛,身高热,目不识人,神昏歌狂,作呕,不饥不食,舌胎厚黄,溺涩便秘。

[诊断]脉左寸洪数搏指,左关弦滑。据脉察症,此经络大热,血气燔灼之候也。士材曰:左关前一分,正当肝部,肝为风木之脏,与督脉会于巅,巅乃百会之穴,督为阳脉之海,又上入络脑(吾师张寿甫谓督脉实为脑髓神经之根本)。特是顶巅之上,惟风与火可到耳。然肝为发温之原,辛温决不相安,故《内经》有热无犯热、寒无犯寒之训。今肝火邪热,被辛温升散之药鼓荡,勃然上腾,头部充血。三叉神经受压迫,则头剧痛。头者,精明之府,头即脑之外廓,脑即头之中心点也。脑神经凡十二对,悉发于脑之下面,散布于司理视听嗅味,荣养各官。神经中枢为火邪侵害,则神昏歌狂。肝开窍于目,肝火合并温毒之邪,着于眼部之知觉神经,则目不识人。邪淫热郁,三焦之气不得透出腠理,反从内腑而上攻,则作呕。温邪多挟湿,湿必黏腻,蕴于

---

① 黄星楼(1901—1984):江苏如皋人,曾师从名医张锡纯,擅长内科。著有《餐菊轩医辑》《内科临证识见》等。

脾脏,太阴之气不运,脏病而累及腑,则不饥不食。原有水谷充实于内,留腑未化,转变秽浊熏蒸,则舌胎厚黄。热皆由血发,气分次之,病者邪入脉网,郁阻营热,不能依其常度放射于体外,蕴积不已,则身高热。火腑不通,而阴气不化,则溺涩。大肠主津,热结津伤,则便秘。病由药误,非坏症也。

[疗法] 先哲何廉臣氏谓羚之灵在角,角之灵在脑,睡时必高挂其角于树杪,其性凉而味咸,故善平脑热。急用羚羊入肝达巅,以治肝火平脑热为君。取牛膝降血以引上部之血下行,解除脑部压迫为臣。佐以石膏、石决明、青蒿、薄荷解热驱风,使以菊花、蚕沙、山栀、连翘清血除毒。因舌胎厚黄,再助玉枢丹香透为向导,另以薄荷二钱、川连一钱、龙胆草三钱煎贮瓷壶中,将壶凑鼻,使气由鼻窍吸入汤,合成解表郁而清头热之用。

处方:磨羚羊六分(先服),怀牛膝三钱,生石膏一两,青蒿三钱,石决明八钱,甘菊花钱半,二蚕沙三钱,薄荷钱半,生山栀三钱,连翘三钱,玉枢丹二钱(磨开和服)。

[附记] 四弟为吾继母所生,但仅出一人,溺爱异常。当由海安送至家时,适吾在育婴所应诊,即饬车接余。余回见症势颇重,亦即疏方(见上)。吾母曰:汝弟有无危险? 对曰:转变未可逆料。余母又曰:将如之何? 对曰:可先请西医注射血清,然后再议他法。余母准如所请,当即倩余契友某某西医来诊。断为流行性脑膜炎,施以血清。注射毕,友人告曰:虽然注射,尚未可恃,最好抽水,较为可靠,但我处设备不完全,非到某医院不可。彼时求愈心切,复请某西医商酌,据谓此时,不能断定是何病症,且待病情有无变化再说。余曰:症势重大,岂能任其再延,种种见症,的系脑膜发炎,苟非此症,何以二日之间,即有如此意识混浊、谵语发热不得眠之猛进? 某西医亦云抽水为妙,尤以驻院为宜,余即禀告,余母未允。迨至晚间,仍然未获寸效。余母曰:煎药与服。从此未一复请西医。

次诊 痛后神识略清,歌狂亦较减,惟仍头痛身热,溺涩便秘,作呕不食,舌胎黄而板实。按实者,胃气闭结也。章虚曰:舌胎胃中生气所现,而胃气由心脾发生,其心生血,即以所含之热,循任脉,下胞室,为蒸水化气之源。《经》云:心者,生之本,神之变也。《素问·脉要篇》云:脾脉者,土也,孤脏以灌四傍，为胃而行津液，由是化精微。行百脉，畅四支，充肌肉，而资之以为生者也。腹中邪气，薰蒸酝酿，心血不调，则热不退，其脾脏中，亦多含毒质。然热病之神昏谵语，为最常见之候。在我国医有云邪入心胞者，有云邪归于胃病者，在西医则以为神经障害症。总而言之，病之感发，由于邪淫，邪淫则营卫皆受。营卫既为邪踞，气痹不主宣通，内郁必从热化，病菌适有蕃殖机会。用药贵能消伏匿之炎热，破病菌发育之窠巢，不杀菌而菌亦自不能生活矣。辛温一投，何异火上加油，临证处方，可不慎欤。

次方：磨羚羊六分（先服），生石膏一两，川连六分（同杵），石决明八钱，甘菊花钱半，紫石英四钱，生山栀三钱，连翘三钱，二蚕沙三钱，夏枯头三钱，玉枢丹二粒（磨开和服）。（未完）

（《光华医药杂志》第三卷第四期　1936 年 2 月 15 日）

三诊　神识分清，身热略减，头痛时轻时重，胸膛胃呆，溺赤短少，大便未行。细察瞳孔大小不一，询其颈部似不柔和，舌胎仍然板实而黄。夫舌膜与消化器各脏相连，故能显消化部之病，又与津液器、循环器有密切之关系，则舌为诊病之要据也明矣。两药症势虽有退意，乃胃中浊热阻滞，胃气不能下行，则胆火不降，胆汁不敷布于胃，助胃化食。盖少阳胆又为人身三阳经之一，介于太阳、阳明之间，所以温邪内发，必借少阳为出路者，以其能贯通诸脏腑也。考少者，微少之意，言此阳气侵少状。只是阳气，得肝木之生化则成火，火邪冲激，亦斯症之一诱因耳。再宗原方，略事损益。

三方：磨羚羊四分（先服），石决明八钱，川连六分（同拌），紫石英四钱，鲜竹茹四钱，香白薇二钱，二蚕沙三钱，连翘三钱，珍珠母四钱，生石膏八钱，嫩钩藤五钱，夏枯、桑叶露各四两（煎药）。

四诊　头痛较退，大便仍未得行，身热亦未全解，胸闷纳艰，口中作渴，溺赤有脚，舌胎中心厚黄。是神经中之温政主宰，失其调节，与温发生不能均匀，故热未解也。湿热内羁，胃液盐酸减少，消化机及吸受机不振，故胸闷纳艰也。地道未通，气火无从泄降，气火旺一分，则津液亏一分，故口中作渴也。吾母在旁曰：汝弟谷食不进，吾深为忧。对曰：病者不食无碍，赖有旧谷气以养，苟强食之，消化机益增障害，则剩热借附有质而复炽矣。当俟地道通后再商。

四方：生箱黄三钱,元明粉二钱,天花粉四钱,鲜竹茹四钱,广郁金二钱,西滑石四钱,梗通草钱半,香白薇二钱,嫩钩藤四钱,广霍梗钱半,鲜芦根二两(去节)。

五诊 药服后,表热益觉转淡,头痛胸闷亦循序向安。惟大便欲解而不行,邪疠虽退,蕴热尚盛。正如先哲张山雷曰:大便一通,而窒塞开宣,表里之热,无不退舍,故以荡涤肠胃浊邪为急务。若其胃中虚,而湿胜于燥,人有病,大便溏泄者矣。胃中实,而燥胜于湿,人有病,大便闭结者矣。因热而燥胜,而闭结,非攻下不足以破坚开闭。今日仍议通利大便,不必改弦易辙。

五方：生箱黄三钱,元明粉三钱,全瓜蒌四钱,小枳实钱半,广郁金二钱(生打),梗通草钱半,广霍梗钱半,冬瓜仁四钱,生苡仁四钱,西滑石五钱,鲜芦根二两(去节)。

六诊 二剂而大便已行,色老黄带黑,奇臭无比,至晚又有一次,视之微溏。诊脉软而小数,舌胎渐化,溺转淡黄,食欲较振,夜寝顿安。肠腑蕴积浊热黏腻之邪,得硝黄助肠壁蠕动之能力,从大便而下泄也。改用清化之剂以善后。

六方：淡黄芩钱半,赤茯苓三钱,生苡仁四钱,生枳壳二钱,广皮钱半,稽豆衣四钱,梗通草一钱,六一散四钱,济银花①三钱,生谷芽三钱(荷叶包扎、银针刺孔)。

[效果]后以清养和胃加减,连服数帖而愈。奈吾母爱子情深,虑其病后,身体受伤,饮食偏于油腻,吾谏不从。未几胸闷,胃纳复减,舌胎复厚黄。又仿食复法治,未生枝节,亦云幸矣。(《餐菊轩医案》)

(《光华医药杂志》 1936 年 3 月)

【编者按】

温病高热神昏,头痛谵语歌狂,首诊先以羚羊角凉血解毒,石膏清火泻热,清气血实热。然药证相符,还需因证施量。读仲景《伤寒》《金匮》用石膏

---

① 济银花：主产于山东平邑费县的金银花。

者共一十七方,后世善用石膏者亦多,迨至清季江笔花、缪希雍、吴又可、余师愚、吴鞠通诸先贤,大用石膏,颇著盛名。如玉女、化斑、甘露、清瘟败毒诸方,功效卓然,沿习于今,且其用量之大,常在数两一斤以上。近贤张锡纯善用石膏,云:"愚用生石膏以治外感实热,轻证亦必至两许;若实热炽盛,又恒重用至四五两,或七八两,或单用,或与他药同用,必煎汤三四茶杯,分四五次徐徐温饮下,热退不必尽剂。"可知石膏治外感风温,三焦气火实热诸证,非重用不为功。毒盛热炽,盘踞阳明,若火之燎原,石膏仅用一两,如何缓其火势?量之不及,则阳明火热,每易由经至腑,转入阳明腑实证。且此热盛血涌乃因气火而起,并非"热皆由血发,气分次之",故牛膝难当要药。三诊过后,神识清,头痛减,而仍见身热口渴溺赤,便闭数日未解,是风温清解不及,转入温病,腑实已成。再以承气涤荡胃肠,峻下热结,终使脱离险境。

育阴固脱治春温坏症

邢锡波[①]

　　冯逸民,年二十四岁,以冬伤于寒,潜不即发,伏于肌腠,郁而成热。迨至春阳司令,感触新邪而发。初起即发热恶寒,头痛无汗。医以麻、桂、杏、防等开泄之品与之,服后,旋即汗出,而寒热不撤,反增头目晕眩、舌干咽燥等证。另更他医,复以桂枝等疏风之品与之。服后汗泄不止,热亦不退,起生憎寒,神疲气索,颧红苔焦,齿垢目阖,寐则呓语郑声,有时循衣摸床,呈现一派阴液就亡,正气将残之危象。按其脉细数无力,察此证初起,法宜清解,

---

　　① 邢锡波(1905—1977):男,河北省青县(今属沧州)人。少时立志学医,青年时代在家乡从事教育工作,并潜心钻研中医,自学成才。1936年到天津行医,兼在华北新中医学社任教,并兼《中医砥柱月刊》编述主任、《国医求是月刊》选述主任等职。中华人民共和国成立后,历任天津市立总医院中医科主治医师、天津中医学院(今天津中医药大学)教务处副主任兼伤寒教研组组长、天津市中医药学会内科理事、《天津医药》杂志编委、天津市政协第三届委员、天津市第五届人大代表等职。著有《邢锡波医案选》《脉学阐微》传世。

微透其邪。该医不知，过用开泄之品，耗阴劫液，阴弱之体，势不能支，以致险症丛生，危机环迫，所幸真阴虽枯，肝风未动。若内风扰乱，往往一厥即脱，迫不及救，虽扁和复生，无所措手。为今之治，宜壮阴救水。先贤云："存得一分阴，退得一分热。"济阴即所以救本，本固再作滋方润茎之策。疏方：

怀热地六钱，怀山药五钱，润元参五钱，甘枸杞五钱，真阿胶三钱，鲜石斛三钱，花龙骨三钱，左牡蛎四钱，别直参钱半，代赭石三钱。

方剂诠解：本方熟地、玄杞大润之品，峻复其真阴。复以真参复气以配其阳，惟参之性，补而兼升，以治阴虚上脱。喻氏谓有气高不返之虞①，故以赭石之质重者以镇之。龙骨、牡蛎存阴止汗，阿胶滋坎填离，石斛秉水石之菁，滋胃肾而益脾阴，使阴复风熄，病势方入坦途。

连服二剂，夜分稍静，呓语郑声均减，汗亦渐敛。惟津液未复，周身灼热，焦苔略退，舌绛依然，是病势也已见转机。不过救阴难期骤功，若汩汩浸沃，不难水到成渠，复与前方加潜滋肝肾之品。

润元参四钱，怀生地四钱，女贞子四钱，生山药四钱，丹皮三钱，鲜石斛三钱，生鳖甲三钱，生龟板四钱，花龙骨三钱，左牡蛎三钱。

连服二剂，汗敛热蠲，诸恙均减，惟是虚体骤难复元，常觉精神萎惫不堪，心旌摇摇欲脱，此皆元真大虚，精神不固之为患耳。因将参加至三钱、山药加至一两，二剂之后，精神渐复，胃纳已展，后以滋养法调理而痊。（《怀葛斋验案》）

（《光华医药杂志》1936 年 4 月）

【编者按】

气阴两竭，一派危象之际，于壮阴救水剂中，以别直参、代赭石固其气脱，实为妙举。法出《伤寒论》旋覆代赭汤，方用旋覆花、代赭石、人参诸药，治"伤寒发汗，若吐若下解后，心下痞鞕，噫气不除"，代赭石镇虚逆噫气，人参益气补中。喻嘉言《寓意草》有重用赭石治脱证案数则可参。

---

① 喻嘉言《寓意草·辨黄咫旭乃室膈气危症宜用缓治法而愈》："故此症倍宜治中，以气高不返，中无开阖，因成危候……乃遂变旋覆代赭成法，而用其意，不泥其方。"

春温治验两则

马绩熙

余研究时病,已多历寒暑,积数十年临症经验,确定春温,不外伏气与化气两种。伏气春温,极难化燥,而化气春温,最易耗阴。伏气春温,受病多属于藜藿,因体质健,而卫阳疏泄,患者多得之于劳动出汗,寒舍于卫,病虽重,而频于险者盖鲜。化气春温,受病多属于纨绔,因体质虚,而营阴不足,患者多得之于醉暖恣欲,阴精先伤,故病虽轻,而陷于危者颇多。伏气春温,即《内经》云:冬伤于寒,春必病温,是也。化气春温,即《内经》云:冬不藏精,春必病温,是也。然伏气与化气,虽分为两种受病,而要其发动之原,必待阳春大气疏泄之时,藉借起居不慎,食物失宜,各种之导火线,猝然感触,而春温之病作矣。独有主气温症(即主气为寒,化气为热),各伤于寒,感而即发,寒邪直犯手太阴,不及他脏。体气壮实者,不难得汗而解,即使化燥传变,如按法疗治,药不误投,尤不难转危为安。往往有冬令伤于重寒者,其受病一种,系直犯上中二焦,为手太阴肺,手少阳三焦,同时受病,现象则憎寒壮热,头身俱痛,呛咳胸痞,胁肋牵痛,气闷且促,厥状颇危。中西医界,聚讼纷纭,西医则多数断为肋膜炎,在诊断上,公认预后不十分佳良。中医则认为两感症,即西医断为合并病,且国医界,有人自为教,家自为师之诊断。甲云:厥阴伤寒。乙云:肋气伤寒。丙云:冬温夹食。丁云:冬温夹气。名称不一,治法各殊。不佞恒用宣泄辛通之品奏捷,而每次必佐用胡庆余堂之辟瘟丹半锭,磨汁入煎剂中为引。如无辟瘟丹,间亦有用太乙玉枢锭,即紫金锭,普通用两锭,重症加倍,无不奇特奏效。然对于病名处方脉案中,余每书感冒流行寒邪,直入上中二焦,上中同时俱病,现象症候险恶,原因既明,医案包括,详述病情,治疗有效,医者之天职尽矣。今将主气之冬温,由论主气伏气化气,顺途叙及,应停搁一边,姑且弗论,爰将一个伏气春温之治验,一个化气春温之治验,两个春温,感气受病不同,现象症候各异。谨将两种之治验,成绩报告于后,幸医药界名贤,有以纠正之。

（甲）邑人孙君筱山,业县府典库,体素健。患伏气春温,其初起寒热,头疼身痛,骨骱酸楚,憎寒壮热,不得汗解。经邑中同道诊治,将近旬余,恶寒渐解,而热反壮。检阅所服前方,均称中綮,初有用杏苏散法加减,继有用银翘散法加减,辛凉平剂,连服数帖,热不见退,病象仍前。招余诊时,渐见化燥,周身得汗,而热不除,两目白珠,赤缕贯睛,热势颇壮,饮不解渴,两手战动,便结溺赤,时而谵语,脉见滑数而洪大,舌被灰黄,燥而厚腻之苔。余断为温邪舍卫,再延定欲陷营,遂主方进辛凉重剂白虎汤。又恐其欲作战汗,正不胜邪,另开西洋参一钱,令其煎汤代饮,以救其化源不足。

无如病者眷属,因孙君为家督之要人,闻用此重剂,畏不敢进。延三小时后,又未服药,复邀余与前医会诊,恳余等会诊之下,另立稳妥方药。此时有主张,用清宫汤,有主张用定风珠。余答以从现象而论,有斯病而用斯药,未尝不可。然细审其毫厘之差,二汤当嫌越步,会诊结果,不得不舍己从人,共同立一玉女煎方而散。余甫至寓,孙君胞叔,将余立方,携至余寓磋商。据孙君胞叔云,伊友人项姓,亦知医理,彼友云照余立方,病情脉案,在治法上,非进白虎汤不为功。讵病家眷属,迷信太深,复用抽签法,其法即将医士姓名,书写签上,然后向灶神焚香祷告,举手抽签,抽中谁位医士姓名,即服此医士汤药,乃相习成风。余因抽签当选,遂当夜进白虎汤,服后果作战汗,热退身凉。而病家胆小,恐汗出多,畏其汗脱,至半夜叩门,复邀余往诊。余问阍者,谁家邀诊。司阍者答为孙姓,当即延伊入内,询其状况,答以无妨,坚请复诊。至其病房,揭帏诊脉,脉静身凉,呼息平静,安卧颇酣,仅觉汗多。遂嘱咐病家,用浮淮麦一两煎汤,和西洋参汤,混和与服,切勿呼醒,惊摄阳中之阴,最为病者作战汗之大忌。家属聆余言,未敢惊扰,约十五分钟收汗。天明索饮,即进浮麦洋参汤,并稀粥半盏,热退神安。继用益胃养阴等法,调理半月而瘳。

（《光华医药杂志社》1937 年 7 月）

【编者按】

初起寒热,头疼身痛,骨骱酸楚,憎寒壮热,属太阳中风表证,即当以麻桂辛温解表。而杏苏散、银翘散等辛凉平剂，其开腠理之功，绝不可与麻桂相提并论。表邪宣散愈早，则入里愈少。表寒治当温散而前医施以辛凉，散之不及，则入里化热。症见"热势颇壮，饮不解渴，两手战动，便结溺赤，时而谵语"，证已转入阳明，此即"阳明为成温之薮"。《伤寒论·辨太阳病脉证并治》云："服桂枝汤，大汗出后，大烦渴不解，脉洪大者，白虎加人参汤主之。"医者颇具胆识，然病家畏而迟疑，当用不用，险些贻误病情。服后果作战汗，热退身凉。邪随汗解，热从汗泄，脉静身凉，并非即成脱证。此时令患者安舒静卧，勿扰元神，以待阳气来复，醒后酌加人参以复其津液。

———————————————————————————————————————

（乙）邑人王达卿，住县之南城，任事靖江六圩，大达轮船公司账房。患春温症，在乡调治，已逾半月。初则寒热不甚，乡医认为疟疾，进和解法，未得疏汗，热势渐重，雇舟返城，更医调治。初进辛凉平剂，方法尚合，但药量过小，病重药轻，未见效机。家属惶急，招余诊治，展阅前方，已十数剂。审其病状，计其患期，邪遏于卫，蒸汗不透，必欲发痦，吴鞠通谓白疹，王孟英谓白痦。遂即检查身体，果然发现白痦，项胸腹部，密密满布，但色均皆枯晦，不见鲜明活润。确为温热耗卫，气液受伤，不能蒸发。而病象身热如炽，咳嗽气促，面黄形瘦，便秘溺赤，脉来虚数，舌布黄燥薄苔，恐酿损怯不救。当向病家说明，症势缠绵而重。然病家对余，信仰颇笃，坚请立方，起其沉疴，并云成败利钝，乃病之使然，与医何尤。余因病家颇明事理，遂立方与服。用辛凉轻剂桑菊饮，合生脉散、翘荷汤①，加新鲜地骨皮一两为引。接服两剂，热退咳稀，而项间白痦，渐转明润。继用沙参益胃汤，以细生地易鲜生地，及五汁饮等法，出入加减，调养半月而瘳。

绩按：王孟英《温热经纬》，其治白痦，每见色如枯骨者，谓为不治。然体质未虚，如能回复气液，往往由枯色，而转为明润，斯在临症，活泼运用。而新鲜地骨皮，随地皆有出产，且前贤所著各种时病书籍，独此地骨皮药味，

———————————————————————————————————————

① 翘荷汤出自《温病条辨·上焦篇·秋燥》第57条："燥气化火，清窍不利者，翘荷汤主之。清窍不利，如耳鸣、目赤、龈胀、咽痛之类。翘荷汤者，亦清上焦气分之燥热也。"组成：薄荷一钱五分，连翘一钱五分，生甘草一钱，黑栀皮一钱五分，桔梗二钱，绿豆皮二钱。水二杯，煮取一杯，顿服之。日服二剂，甚者日三剂。

均未收入采用，而余屡用屡效，故特揭出，用告当世善治时病之诸同志，印象脑海，俾作临床治疗，多得一味特效药品之助。绩熙常用经方白虎以治温，屡屡出奇制胜，较之西药，阿斯必林①，安知歇貌林②，霹拉米冻③等之退热剂，实有天壤之殊。将见中国经方，治愈重大病案，如能译成多国文字，推行海外，见诸确证，始信中国方剂学，真有惊人之价值也。

（《光华医药杂志》1937 年 6 月）

【编者按】

症见身热如炽，咳嗽气促，属风温咳嗽，明清以来温病家习用桑菊饮疏风清热治咳。《温病条辨》卷一《上焦篇》第六条："太阴风温，但咳，身不甚热，微渴者，辛凉轻剂桑菊饮主之。"桑菊饮为辛凉解表轻剂，乃辛凉重剂麻杏石甘汤之变方。并见白㾦满布，属湿热外达之象。然其色枯晦，邪虽出而气液亏，故用生脉饮益气生津，助其透达。此即叶天士《温热论》所言："再有一种白㾦，小粒如水晶色者，此湿热伤肺，邪虽出而气液枯也，必得甘药补之。"地骨皮即枸杞根皮，多用于阴虚劳热，肺热咳血，骨蒸盗汗，用治时病白㾦，当于阴虚内热之候。

---

① 阿斯必林：即阿司匹林。
② 安知歇貌林，英文名 antifebrine，又名退热冰。19 世纪 80 年代，德国的染料工业发展迅速，并且煤焦油工业开始发展，大量化学物质被合成。其中不乏具有药理活性的新物质。卡乐公司的乙醯苯胺(antifebrine，退热冰)原本是一个染料衍生化合物，1886 年偶然发现其有解热镇痛作用，被推向药品市场后大卖。
③ 霹拉米冻：音译西药名，具体成分不详。

暑　温

-------------------------------------⚬⚬⚬-------------------------------------

六一散治中暑挟痰案

刘蔚楚[1]

黄母邝太夫人,年七十六。太夫人黄丞植庭夫子之正配,余师母也,向体肥多痰,患足疾,少行动,盛夏猝仆病甚。

诸世兄邀余往诊。脉数实,色暗浊,唇深红,舌厚腻,两腋多汗,壮热引饮,言语蹇涩,口角流涎,神志昏昏,二便直下。余曰:此外中之暑热,扰动内伏之湿痰,浊邪弥漫三焦,运其枢机,责在肺胃。王士雄引《内经》"在天为热,在地为暑",断定暑即是热。或以富贵家纳凉广榭瓜果前陈,寒中致病,疑暑有阴阳,未免人误。但暑有兼湿者,有不兼湿者,湿温已经化热,便不治湿,此则必兼治湿,惟不宜发汗,香薷饮不中与也。暑邪外中,湿痰孔张,白化汤不可与也。二便自利,小承气更不可与也。病三日,医者于四诊,仅诊其半,徒以其年老,引经说古,竟指为风门直中类中,续命、风引、地黄饮子乱投,雄辩高谈,宋人议论未定,兵已渡河矣[2]。有此脉症,人应尽知为中暑。所伸论者,肺脏形如海绵,富有弹力性,内有诸细管通气,随胸腔容积缩张,即起呼吸连动,与支气管相接处有肺门,炎暑烁蒸,肺胃热痰,熬为黏质,肺

---

① 刘蔚楚(1864—?):名永相,广东香山(今中山县)人。少读举业,19岁患虚损垂危,经香港皇家总医生挨里时、水师总医生佐顿,同群佐会诊,以"血干不上脑"断定不治。其岳家推荐 71 岁的老中医杨来仪诊治,三月脱危,七月康复。幸逃九死,弃举从医,遂拜杨来仪为师。撰《遇安斋证治丛录》行世。被推为民初四大名医(河北张锡纯、江西陆晋笙、江苏杨如侯)之一。
② 陈邦瞻《宋史纪事本末》卷五十六载:"宋人议论未定,(金)兵已渡河。"

门黏窒，所以言语蹇涩，气阻则不能收摄，所以口角流涎。头者精明之府，肺主天气，气阻则难于吸清吐浊，清气不上达，头能遂其精明，脑能司其知觉乎？热迫下注，二便直流。口舌空争，病乃滋炽，势急矣！筹治非清肺胃，通经络，涤胶痰，呜呼可？前哲言"温者暑之渐，暑者热之极"，读书亦宜省记也。

药用鲜藿香叶六片，捣碎入茶碗，加生盐七颗，猛开水泡入，盖密和暖，取饮。此叶味辛气烈，通气解暑，逐秽痰，苟暑病壮热引饮，石膏、羚、犀弗效者，饮二三次，往往有效。方拟通络饮：鲜荷叶边、扁豆花各二钱，西瓜翠衣、丝瓜络各三钱，去竹叶、银花，加六一散（布包）二两，射干、真建兰叶各二钱，橘红花、羚羊角各八分，煎成入鲜竹沥一两。

六世兄藻泉亦知医，问六一散何以重用？余曰：肺与大肠相表里，肺清则热不下迫，西医谓水入于胃，吸管随即抽去。滑石外疏毛窍，内透湿热，吸管活便不下溜于大肠，归于膀胱而去，即可止大肠之泻，而胃气借以回复，此刘河间得意之方，滑石正是要药。倘畏其老而图止二便，热无从泄，不上逆以生变乎？藻兄释然。服此类药三剂，热退神醒。再五剂而便泻止，小水仍多。余曰：毋虑也。改《千金》三仁汤，滑石（布包）一两，厚朴一钱，白蔻仁八分，去竹叶、通草、杏、苡，加真建兰叶三钱，甜葶苈、射干二钱，橘红花八分，煎成入鲜竹沥一两。此外，或加丝瓜络、扁豆花各二钱，郁金钱半，花礞石三钱，炙皂荚仁钱半等，煎成，入煅皂矾三分、牛黄六分与开服。惟滑石一两，鲜竹沥一两，未尝减去。有时渴而多汗，则生石膏四五钱，知母三钱，亦要加入。以言语未大清，故注意治热痰。脉左渐缓，右寸关如故，故主通豁肺胃也。

约月余，用此类药而诸病始大减矣。此后清养肺胃总以六君去术为主，用高丽参钱半至二钱，云苓二钱，甘草三分，旧广皮六分，宋半夏钱半，加桑螵蛸、覆盆子、淮山药各二钱，石菖蒲、全麦冬各六分，五味子三分，茅根四钱，鲜枸杞根、金钗斛各三钱，川木瓜钱半等药，又调养月余乃瘥。

太夫人寿登耄耋，藻泉兄谓余曰：家母年高病重，小便直流，用滑石已过三斤，兄知之乎？余曰：学观其大，渭汇其通，一孔不能洞五洲，一人不能备万能，一书不能废万卷。药有分量，病有重轻，无病身当，有病病当。症辨其所应辨,药用其所应用,尽其在我,奚论老幼,并未尝作统计表也。魏文帝《典论》云:"脏腑而能语,医师面如土。"然症未辨则病进,药苟对则病退,病进便不是识症对药,病退便就是识症合药,脏腑何尝不能语乎?是在每当临床诊病时,医者之肯听不肯听而已,藻兄当笑引以为达言。(《遇安斋证治丛录》)

（《三三医报》1926 年 1 月）

【编者按】

暑热夹痰,治当清暑豁痰。热在里者,利小便则愈。鲜藿香叶、鲜荷叶边、扁豆花、西瓜翠衣皆清暑之佳品,并重用六一散,使暑邪从小便而去。河间六一散,方用滑石、甘草"解中暑、伤寒、疫疬"等,诸方之用滑石,无不专为利小便。《本经》滑石:"味甘寒,主身热泄澼,女子乳难,癃闭,利小便,荡胃中积聚寒热,益精气。"可知滑石之荡胃中积聚寒热属无形之热,其热不在表而在里,故主利小便去之。滑石先后用至三斤,病始大减。见年迈之体,二便直流,不用固涩,而主分利,真胆识兼备之举也。

升阳散火汤治暑热下利案

钱文广[①]

壬子六月杪[②],彭启兴子,年三岁。先时感冒暑邪,发热下利,微呕腹

---

① 钱文广(1877—1962):字存济,号春榆,谱名徇铎。原籍河南光山县,清宣统元年(1909)定居广德。早年毕业于豫南师范,后入上海医学专科学校习医。他在广德不仅行医济世,而且关心开发民智,教育后生。始创广德初等小学,后又设平民学校,并亲自担任教学工作,又兼任高等小学教员和县立初中校医。教学认真,循循善诱,广交医界名流,切磋医术,对求诊问病者皆悉心诊治。民国十八年(1929),发起组织广德国医公会,被选为常务主席。民国二十年(1931)开办存济医药局,所售中成药,只收成本。抗日战争时期,广德县城被日军侵占,钱文广赴安庆、金寨、合肥行医。抗战胜利后返回广德,在城东泰康国药号坐堂行医。中华人民共和国成立后,任城关医院中医师。1961 年当选为广德县人民委员会委员。著有《小学管教纪略》《医学得心应手》等书稿。
② 月杪(miǎo):每个月的最后几日,月末。

疼,医作慢惊治,投以姜、附、丁、桂、苓、术、归、参、地黄等,病转危。诊断之时,见其下利稀水,色黄气臭,间或作呕,胸背灼热,周身无汗,四肢厥逆,痿而不举,面色焦黄,眼屎干硬,目珠直视,舌燥中裂,唇红如朱,索饮无度,躁扰不安,关纹浮紫而黑。合证因论之,乃热厥下利也。

夫长夏之际,天之热气下,地之湿气上。人在气交之中,受其炎热,无隙可避。小儿体弱,尤易感冒,一经受邪,则发热呕利诸症作矣。治宜解表,兼清暑邪。乃医者不察,误认虚寒,投以辛温腻滞,致表邪内陷,阳气不升,火郁于中,故有以上各证。

拟以升阳散火救逆法。方用柴胡、葛根各一钱,解肌透表;佐升麻五分,以升下陷之阳;栀子、豆豉各二钱,解烦清火;佐石膏五钱,淡竹叶钱半,以消内伏暑邪;龙骨、牡蛎各五钱,救逆止利;党参二钱,甘草钱半,扶正和中。取《内经》火郁发之之义。一昼夜令进二帖,身得微汗,热退利止。乃去紫、葛、膏、麻,加山药、白芍、于术各二钱,又进二帖,诸症全瘳。

(《医学杂志》1926 年 8 月)

【编者按】

感冒暑邪,发热下利,微呕腹疼,病仍在表。治宜解表,兼清暑邪。取法李东垣升阳散火汤,以柴胡、葛根解少阳、阳明中风表证,解肌发汗,升清止利,并用石膏、竹叶清暑退热,一昼夜连进二帖而热退利止,后以调理脾胃而痊。

竹叶石膏汤治孕妇暑热闷闭案

顾小田[①]

伏中疫疠著人,迅逾雷电,毙生命于须臾,猛同虎螫。西塘夏氏妇,怀孕

---

① 顾小田:近代上海江湾内科名医顾文田之子。

三月余，平素耕种菜圃为业。时当盛暑，于餐后，适赴田园，蹲踞芟刈。归后，即觉头晕烦闷，腹中微疼，欲吐不能，欲泻未下，意疑轻冒痧气也。循俗略事刮痧后，旋即往内休眠，家人亦未遑介意。直俟日将入崦，其夫由申遄返，抵房，见妇挺身僵卧，呼吸奄奄，睹状骇急，即行唤叫不醒，家人闻警佥视，亦骇莫状。举告日间经过，始知传染痧疫也。乡人愚顽，素重挑痧，而忽医药，当晚遂即连邀挑痧匠二人，实行次第依法针挑外，另行叩求仙方（乡人崇尚迷信，无法可革，故市有陋医，勾串师娘瞽卜之流，喻扬绍介）以疗治，何如病势篿危，慌忙终夜，待至次晨，并未少减。改图医治，踵门延往，横陈似尸，目合，口紧，睡息呼呼，按脉沉数，四肢逆冷，遗溺于床。余谓此乃暑热闷闭，深入厥阴，阻滞机窍也。

夫暑为阳邪，在天为热，在地为火，在人脏为心。夏日骄阳，天之暑气燔灼，地之火湿蒸腾，人处气交之中，口鼻吸受秽浊暴烈酷虐之气，由上焦直袭心胞络脉，蒙蔽神明，机窍闭塞，致知觉失常，昏愦不语，类如尸然。且妊娠三月，亦属心主脉养胎，内外相合，标本并联，致使若是之盛险。其手足不暖者，由里热过甚，而表反阳微也。仲景所谓热深厥深，实热虚寒，火极反兼水化之微。斯时不用重大凉解、宣泄、芳香逐秽之剂，立有内闭外脱之惧。病者舅氏，以问候在场，亦稍懂汤头，闻言即曰："先生所见甚是。但方今重身三月，用药能毋顾及损碍否？"予曰："黄帝问于岐伯，妇人重身，毒之何如？岐伯曰，有故无殒，衰其大半而止。"急则治标，斯时若拘泥牵制，势必难谋挽回。况药以治病，有病则属病当，胡为鳃鳃过虑①之甚？

乃进紫雪丹一钱（分一次冲服）。煎方以土藿香三钱、鲜石菖一钱、醒头草钱半、小川连钱半、大麦冬三钱、薄荷一钱、青陈皮三钱、佛手钱半、大腹皮三钱（荷包）、益元散四钱、童木通钱半，煮就灌饮。

至晚上八时，口紧得启，忽然大吐，俄而又加大泻三四次后，渐渐神识苏朗。至次日再诊，已神志清晰，身热如炭，口干燥渴，大饮不解。余烬犹炽，仍属热势燎原也。易投竹叶石膏汤，参清瘟败毒法。一剂而恙减大半。遂

---

① 鳃鳃（xǐ xǐ）过虑：意思是形容过于忧虑和恐惧的样子。出自东汉班固《汉书·刑法志》。

于方中略事增删,如此四五日而热退身凉,诸患消除,继以调理而瘳。

王孟英谓:"暑天闷证,热毒深伏于内而不能发越于外也。渐伏渐深,入脏而死。至于治法,宜刺曲池、委中,以泄营分之热毒;再灌以紫雪,清透伏邪,使其外达,可希挽回。"[1]然如此证,设拘孕妇摒弃香窜,缓投宣利、拨乱反正之品,吾知其未有不至变生瞬息也。兹录寄呈,岂好炫长,藉博大雅指正已耳。(《藏拙轩验案录》)

(《医界春秋》1928 年 9 月)

【编者按】

　　妇人身重三月,病起餐后冒暑劳作,暑邪而兼食滞,发为神昏内闭。初见"横陈似尸,目合,口紧,睡息呼呼,按脉沉数,四肢逆冷,遗溺于床",乃热闭于内,格阴于外,而反见厥冷。此热极似寒之象,极易误诊误治。医者不为表象所惑,亦能开通病家亲属,先投清营开窍、祛暑行气之剂,得大吐大泻,使邪有出路,神识苏醒。后以竹叶石膏汤、清瘟败毒散清泻热势,一剂而衰其大半。可知胎前诸症,由六淫之邪所侵者宜治病,治其病,则保其胎。若置暑热于不顾,徒以常用保胎之药投之,则暑热愈甚,销烁胎元。《经》"有故无殒"之训,因邪而致胎不安者,重在驱邪,邪去则胎自安也。

甘凉清润治暑温痿躄案

袁跃门

[病者] 宋杏初子,年三岁,住青浦西门内小虹桥。

[病名] 暑温痿躄。

[原因] 时序长夏,感受暑火,始发惊搐昏迷,痰热上壅。先请幼科医生

---

① 出自《随息居重订霍乱论》卷上《病情篇第一·热证》。

诊治,旬日以来,投药多剂,均用苦味泄热治之。然味苦伤阴,病从阳明燥化,燥热上炽,肺失清旷之气,以致治节不行,两足成为痿躄。

[症候]搐逆甫定,神呆面㿠,咳嗽胶痰,喘促不顺,潮热自汗,啼哭声低,两足痿弱,足不任地。

[诊断]脉右寸滑数,左部弦涩,舌苔浮白,火热上甚,薰灼肺金也。《内经》曰:肺热叶焦,发为痿躄。盖肺主气,为清虚之脏,肺受火炽,则高源化绝。化绝,则水涸;水涸,则不能濡润筋骨,而流行机关。《内经》曰:饮食入胃,游溢精气,上输于脾,脾气散精,上归于肺。今火热上甚,肺失通调,水精不能四布,以致治节不利,而成痿躄。

[疗法]遵《经》旨,治痿独取阳明。盖阳明阳土,为肺金之母也。吴鞠通氏谓:"肺脏受生于阳明,肺之脏象属金,阳明之气运亦属金,故清肺脏之药,多兼治阳明,治阳明之药,多兼走肺也。"[1]宗其意而按法治之。

处方:北沙参二钱,旋覆花二钱(包),生蒌皮三钱,生石膏四钱,麦门冬二钱,福橘络二钱,杜苏子二钱,白杏仁二钱,桑白皮三钱,生紫苑一钱半,川贝母二钱,酒怀膝二钱,红花水炒丝瓜络三寸,生苡仁三钱,鲜竹沥二匙(冲)。

二诊 进清肺通络之剂,肃清上焦痰热,而肺部之痰,虽渐融化,然潮热未已,两足仍然痿软,再宗前意。

金石斛三钱,地骨皮一钱,旋覆花一钱(包),川贝母二钱,竹沥二匙,花粉片三钱,叭杏仁三钱,玉苏子二钱,红花水炒丝瓜络三寸,火麻仁二钱(打),麦门冬一钱,玉竹片二钱,橘络一钱半,嫩桑枝五钱,蒌仁二钱(打)。

三诊 连进甘凉清润之剂,大便解下燥矢甚多,乃肺脏气热,而大肠腑气亦燥也。盖肺与大肠相表里,肺脏之火气清肃,而大肠庚金之浊热,亦清涤也。诸恙均愈,神色渐振,惟足软无力,因病久元气未充,津液失其润泽,筋脉尚未流利也。脉小数,舌红润。际此炎威司令,金脏不免受烁,再宜清金润燥,宗喻西昌法[2]增进之。

---

① 出自《温病条辨》卷二《中焦篇·暑温、伏暑》。
② 出自清代喻昌《医门法律》卷四《伤燥门·秋燥门方》。

处方：苋麦冬二钱,西洋参八分,川贝母二钱,全当归二钱,橘络一钱,肥知母二钱,钗石斛三钱,栝蒌仁二钱,酒牛膝二钱,桑枝四钱,西黄芪一钱(炙),旋覆花一钱(半包),玉竹片二钱,红花水炒丝瓜络四寸。

[效果]连进六剂停药,每日煮苡仁红枣粥,西洋参、麦冬泡汤作饮。调理月余,而步履如恒矣。(《大德医室验案》)

(《医界春秋》1931 年 2 月)

【编者按】

　　小儿脏腑娇嫩,形气未充,感受暑火,火盛生痰,痰热上壅,发为惊搐昏迷。暑邪灼肺,肺热叶焦,加之前医多用苦泄清热之剂,使肺失治节,而成痿躄,治取甘凉清润法。仿竹叶石膏汤之义,以北沙参代人参,清肺热而益气阴。所用清润化痰之品,皆避免苦燥伤阴。紫菀辛而不燥,润而不寒,降而不损,故李中梓称之为"金玉君子"。迭进甘凉润肺之剂,上焦余邪得以清肃。妙在火麻仁之用,通大肠以泻肺热,属通腑治脏之法。

白虎汤治暑热发痉案

翟冷仙①

[病者]王左,年三十余,住姜樊乡。

[病名]温病发痉。

[原因]素有肝阳。庚午六月十六日,因有要事,步往安丰镇。旅行途中,经过板桥,陡闻犬吠而惊。

---

　　① 翟冷仙(1900—1990):江苏省东台市大樊庄人。幼读私塾,十八岁时,因父患重病延东台城陈宽甫(兴化籍)老中医治愈,翌年遂师之而尽得其传。1921 年参加上海中医学会,为该会发行之杂志撰稿。1924 年春卒业之后悬壶乡里,1935 年获江苏省民政厅颁发的开业执照。1937 年复经中央考试院授予检核合格证书。1942 年初迁居东台城里执业。1958 年始在东台镇医院(后改为东台市第二人民医院)从业中医内科临床,曾赴农村参加晚期血吸虫病的治疗。著有《霍乱指南》《药物初阶》等。

［症候］初起即头疼，周身壮热，时而惊撮。至次日即有拘挛抽掣之状，渴嗜饮水，大便干燥。

［诊断］脉象弦数，舌苔厚白，兼有花黄。此上年亢旱成灾，人感乖戾之气，藏伏于肝胆，积久化热。猝因外感之热，引动其肝经风火，上冲脑部，致脑气筋妄行，失其主宰之常也。即今西学所称脑膜炎之症名也。

［疗法］以桑、菊、荷、芥、藿、豉、花粉等辛凉疏风为君，丹、栀、银、钩、竹叶等清泄肝胆以佐之。

处方：苏薄荷一钱五分，荆芥穗一钱五分，淡豆豉一钱五分，广藿香一钱五分，南花粉三钱，霜桑叶一钱五分，甘菊花八分，粉丹皮一钱五分，黑山栀一钱五分，济银花一钱五分，钩藤钩二钱，卷心竹叶卅片。

复诊 转增渴嗜饮水，四肢拘挛抽掣。急进白虎汤加味，平肝退热，以清肺胃。

次方：生石膏一两（先煎），肥知母三钱，生甘草一钱五分，白粳米一勺，钩藤钩四钱，苏薄荷一钱五分，石决明四钱（先煎），白蒺藜三钱。

另服安宫牛黄丸一粒。

三诊 渴饮稍减，大便未行，四肢拘挛如前，哕吐酸水。仍仿前方，进退图之。

三方：生石膏一两（先煎），肥知母二钱，生甘草一钱五分，白粳米一勺，钩藤钩四钱，石决明五钱（先煎），白蒺藜三钱，川雅连八分，羚羊角五分（磨汁和服）。

另服至宝丹一粒，紫雪丹三分。

［效果］初剂无效，至二日二剂服后，渴饮稍减。至三日三剂服后，抽掣止，拘挛舒。又服一剂，大便乃行，热亦退净。后以平肝清肺之品，调养十数日乃痊。《碧荫书屋医案》

（《中医世界》1931 年 8 月）

【编者按】 ··

邪热鸱张，热炽风动，烦渴引饮，此阳明热炽证，非辛凉轻剂所能胜，初诊即当投白虎汤。然温病派惯用桑菊辛凉解表已成世风,清解不及,传变迅速,阳明温病渐成。故而转增渴嗜饮水,四肢抽掣,大便不行,哕吐酸水。烦渴、抽搐、便结皆因热炽津伤而起,石膏能制炎上之火,清阳明、熄风火而充津液,解三焦横溢之热邪。《伤寒论》白虎汤原方石膏用汉制一斤,可知于气火热盛之候,石膏非重剂不效。《神农本草经》石膏"味辛,微寒",后世本草以为"大寒",皆畏之如猛虎而不敢重用,辛药岂有大寒者焉?

承气汤及石膏梨汁治暑热痉证案

邵宝仁[①]

金氏子七岁,禀赋素弱。壬申七月,饱食后卧竹榻纳凉,竟入睡乡,遂为凛寒发热,腹痛水泄,米饮不沾。至第三日午后,寒已撤而热益炽,乃神昏面赤,瘛疭咬牙,泄利秽水,申酉及暮,抽搐者再。初延某医,定平肝息风之剂,服药后两小时所,瘛疭又作。金氏系仁至戚,且邻村伊迩,乃父忆及仁暑假乡居,遂急足午夜叩门招视。

至则搐搦已定,神识清明,但腹痛拒按,秽水频泄,脉得弦洪沉实,舌心黄腻罩焦,尖边红绛,燥渴引饮。明系暑热内蕴,痰食互阻,外寒束之,积滞不化,郁为里热,已是阳明实证,而反泄泻秽水,腹痛拒按者,是为热结旁流。瘛疭频仍,间以呓语,则热炽气升,神经激刺。先为针曲池、委中、涌泉三处,以泄络中郁热,冀得气火下行,可定神经之变化。药用羚角四分(磨汁冲),鲜地、玄参、知母、银花、枳实、竹茹、象贝、神曲等物,并生锦纹四分,元明粉八分,加蜈蚣、蝎尾,专以定搐。

次早复招诊,知服药后瘛疭不作,大便仍行,虽无燥矢,而稠黏溏酱,秽

① 邵宝仁:毕业于浙江兰溪中医专门学校第四期,毕业后留校任教8年。是时鼎力协助其业师及丈人张山雷教学,参加编写各科中医讲义。20世纪50年代初期,邵宝仁进兰溪游埠三港联合诊所和游埠中心联合诊所工作,后到浙江中医学院(现浙江中医药大学)任伤寒温病教研组组长,长期从事《伤寒论》教学。

气异常,继则并昨夜所食少许西瓜,亦完出不化,神识尚有时而蒙,面色惨淡少华,两颧微赤,时或撮空理线,间以谵语,脉则三五至或十余至一歇,舌腻已化,而全是殷红,仍能引饮,小溲不行。盖稚龄质薄,易实易虚,中气无权,肺胃热炽,津液灼烁,症状不可谓不剧。为疏人参白虎,加沙参、元参、山药之属,以清润泄热,气阴两顾。

而午后又来相邀,谓药已煮熟,但小儿怕苦,决不肯饮。因其病已委顿,未便强灌,惹动肝焰,虑其变卦,随往视之,则脉证仍与午前无二。家人惶恐,请于煎剂之外,别求良策。知其积滞虽去,而郁热甚盛,诚非可以不药之时。如竟听其迁延,势且木火一动,痉厥随作,尤其可险。无已,姑用紫雪四分,打生石膏两许煮汤,别杵生梨汁一枚,和匀饲之,避苦就甘,冀其可口,亦能泄蕴热而平气火。果尔缓缓频进,儿亦不拒,盖甘香芳烈,颇能振动胃气故耳,渐次尽咽。至申正时,腹中甚痛,继乃小水畅行,浑浊如酱,从此诸恙皆减,神情亦安。病家走来相告,谓是所服紫雪,直从小溲而去,疑非佳象。要知前者腹痛拒按,虽是积滞闭塞,热结不通,亦缘伏火蕴隆,气机俱窒。前方羚地硝黄,未始非清热利剂,究竟承气攻逐,走而不守,一过无余,止以荡涤肠中宿垢,而不能搜幽隐之余滞。今者溺色如酱,乃是久伏之火,得犀羚等深入血分,导引络中余蕴,尤妙在脑麝香窜,直通隧络,搜剔隐藏滓秽,化溲以泄,既能热淡神清,腹无痛楚,其为泰境,盖无可疑。

翌日再视,则身热大减,但未净尽,脉则安和,泄泻亦止,能进糜粥,而舌质仍红,犹形燥渴。法当甘寒养胃,滋润填阴。而病者一闻药方,嗷然大哭,父母将顺其意,仍索不药疗治之法。余意石膏梨汁,既得效果,则如法踵步,当亦相安。遂嘱仍用此二物,再进一二日,以觇其后。嗣闻胃渐加餐,日有起色,惟申酉之交,尚觉发热,且有吃语神糊,片刻而定。如是者又五六日,则阳明伏热,余焰犹然,竟不另服他药,日以石膏梨汁从事,渐以康复如常。

书后:此病当热盛瘈疭之时,虽是泄泻,而腹痛拒按,脉又复如是,其为热结旁流,尚属显然易知。瘈疭本是热盛气升,冲激犯脑,神经震撼不宁之故,向来国医,只认作肝风煽动,尚是理想空谈。先刺曲池、委中、涌泉,所以导气下行,使不上冲,则神经之激刺可定,针学家本知此数穴用针微刺,可治惊风抽搐。盖由治验而来,莫能说明其所以然之真相,亦缘向来国医,未知有神经之特别变化耳,此证先用针家旧法,果能引气下降,不再冲激脑经,是一捷诀,可见针学之不可不讲。药仅锦纹四分、元明粉八分,而荡涤积滞之后,竟至脉歇神惨,时且撮空理线,纯属虚脱见象。虽曰稚龄真阴未充,易实易虚,亦缘此儿赋禀柔脆使然,所幸前方硝黄尚轻,不致遽肇大祸。设或当初稍不谨慎,分量倍用,势必一蹶不振,事在意中,相体裁衣,洵是治医者唯一要素。斯时选药,自当清热滋液,兼以培本,所定药方,亦合分寸,无奈童年畏药,竟不肯饮,设或持强蛮灌,引动肝焰,则疲惫之余,亦复痉厥可必,乃父所虑,确有灼兑。惟其情状如是,正在吃紧关头,又岂可听其不药? 迁延偾事,随风转舵,而用紫雪清泄余热,只是一时权宜之计,而竟能搜剔蕴伏余垢,化溲以去,遂尔渐复康庄,盖亦出于意料之外。然后知此儿伏热,大是不浅,苟非紫雪,势且不能遽奏肤功,如此巧合,真是天假之缘,此病此药,自有可传价值,临证时心灵手敏,竟有神机奔赴腕下,岂呆读古书者,所可同日而语。

邵氏子卒业于兰溪医校,年甫弱冠,心思颇颖,甚有慧悟。山雷爱以季女字之,今在本校襄理教席,将来与年俱进,医理当能稍有可观。附识数语,就正高贤,见者弗以家庭标榜相嗤笑也。壬申良月张山雷。

(《神州国医学报》1933 年 2 月)

【编者按】

腹痛拒按,秽水频泄,脉弦洪沉实,燥渴引饮,证属热结旁流。针药并进,先刺曲池、委中、涌泉,泄经络郁热,并于清热,止痉剂中加生锦纹、元明粉攻下热结。药后便下稠黏溏酱,秽气异常,虽无燥矢,亦邪有出路。而脉歇神惨,时且撮空理线,乃余邪未净,正气未复之象并非攻下所致虚脱见象,故用白虎加人参汤气阴双补。后因小儿怕苦拒药,而用石膏梨汁饮,泄蕴热而平气火,亦能避苦就甘,清爽可口,儿亦愿服,值得效法。

三石汤治感暑传里案

陈典周①

余家雇妇阿五,其姐适附禅城敦厚乡陈姓,年逾花甲。是年六月间,得感暑病,因家贫甚,以为轻微小恙,可不药而愈。讵数日后,病如故,自用午时茶治之,病加剧,大渴不止,谵语不识人。延村医用生草药治之,病仍不解,缠绵二十余日,乃惧而求余诊治。脉洪大而数,舌苔干黑,外热不甚壮,心烦无汗,背微恶寒,此阳明暑温之的证也。不得以其无汗、背微恶寒,疑其病尚在表而表散之。盖无汗者以热伤津液,无以作汗也。背微恶寒者,乃热郁肺经,内热生外寒也。即仲师所谓"伤寒无大热,口燥渴,心烦,背微恶寒者,白虎加人参汤主之"之症也。因疏吴氏三石汤②大剂与之,即津津汗出,恶寒解,病去大半,再为加减,连服二剂,而病全失。方中生石膏每剂均重用二两,故能见效如此神速也。

是年十月间,其乡某妇得伏暑病,杂治不愈,乃荐余诊之。脉洪数,舌干苔老黄,亦热不甚壮,心烦,大渴不止。亦予大剂生石膏、知母、甘草、芦根、花粉、连翘、竹叶、薄荷、栀子等味,一服而安。《道隐庐医案》

（《中医世界季刊》1933 年 10 月）

【编者按】

有一分恶寒未必有一分表证。《伤寒论》168 条中的"表里俱热,时时恶风";169 条中"无大热,口燥渴,心烦,背微恶寒者";《金匮要略·痉湿

---

①　陈典周(1899—1986):原名瑞昭,号清华,典周乃其字。广东省南海官窑游鱼浦村人,落籍佛山。广东省名老中医。19 岁随父陈泽民往广西柳州学习经商。翌年,陈泽民乘船由广西返乡,途中患暑热病,由于被庸医耽误未得到及时治疗,不幸在船中病逝。陈典周悲痛之余,萌发学医念头,从此潜心阅读中医经典著作,并加入上海名医叶劲秋主办的"少年中医社"及秦伯未主办的"上海中医指导社",被秦伯未收为弟子,函授学习中医 5 年。1978 年广东省人民政府授予其"广东省名老中医"称号。

②　出自吴鞠通《温病条辨·中焦篇》。组成:飞滑石三钱,生石膏五钱,寒水石三钱,杏仁三钱,竹茹炒二钱,银花三钱(花露更妙),金汁一酒杯(冲),白通草二钱。

喝病》中"汗出恶寒,身热而渴",均属白虎汤证而见时时恶风、背微恶寒、汗出恶寒等证,又有燥渴、心烦,与热深厥深同义。故不可一见恶风恶寒便判为表寒证,而用辛温解表。此案证属阳明,热闭于内而背微恶寒,投以三石汤,重用石膏清热,服后即津津汗出而恶寒解,辨治精当,药到病瘳。

白虎汤治暑湿如疟案

周季楠[①]

辛未秋,饮泉村吴福缘,病暑湿如疟。医以柴平煎、小柴胡汤、正气散等剂,热势益焰,目赤面红,唇齿黑燥,破裂流血,日晡潮热,汗出津津,渴饮索冷,咳逆痰血。易医用紫雪丹、羚羊、犀角、生地、石斛、龟板、苁蓉、牡蛎等,病日益剧,已备后事矣。

斯时,余学医于武进承师槐卿[②]门下,秋季归省,急召余诊。脉之,洪大而数,舌红苔黄而燥。此正暑伤阳明,湿化为火,助桀为虐也,遂拟生石膏八钱、知母三钱、甘草八分、粳米一撮、芦根一两。服一剂,潮热止,汗亦收,唇红舌润。后用肃肺清胃法,三剂而瘳。(《慎潜斋验案》)

(《光华医药杂志》1935 年 8 月)

【编者按】

《伤寒论·辨太阳病脉证并治》:"服桂枝汤,大汗出后,大烦渴不解,脉洪大者,白虎加人参汤主之。"本案表证全无,而里热燔灼,气津耗伤,已转阳明,有日晡潮热,汗出津津,渴饮索冷,脉洪大而数,且伴热炽迫血妄行之象。

---

① 周季楠:武进名医承槐卿门人。
② 承槐卿(1862—1945):名思诏,字鼎文,又字亦农,号槐卿,以号行。出生于江苏常州焦溪岐黄世家,自高曾祖承南溪始业儒知医,曾祖承秀山、祖父承湘坪、父承云坡,父子相传,至槐卿已五世儒医。

白虎汤所当必用，一剂而热退汗收。而前医所施柴胡类方及凉血养阴之剂皆非所宜。

大柴胡汤治暑温案

陈启成[1]

民国十一年五月，大南门外振新布厂夥友曹德昌，病暑温昏狂，曾以三黄石膏汤[2]瘥后而复剧，病势危笃。该经理沈翁邀余诊视，见其心下结痛，神昏谵语，遍体骨疼，口渴气郁，舌绛底腻苔，脉左弦数而劲，右弦滑有力。此热入营分包络，痰浊蒙蔽清窍也。治拟熄风涤痰，清宫透邪为法。方用：

香豆豉三钱，黑山栀三钱，连翘心三钱，鲜竹叶心三钱，莲子心五钱，元参五钱，鲜苇茎二两，鲜竹沥二两（另冲），益元散一两，栝楼皮五钱，元明粉八分同捣栝蒌仁五分，川黄连一钱，仙半夏二钱，炒枳实一钱五分，陈皮一钱五分，西洋参二钱，钩藤钩五钱，生白芍三钱，牡丹皮二钱，川贝母五钱，川郁金一钱五分，桑枝、丝瓜络各一两（先煎）。

又用紫雪丹五分，冷开水调服。

翌日，包络之热已清，神昏谵语即愈，结胸见解，外邪未达，头眩口苦，泛噁便闭，心下郁郁烦闷，舌底厚腻苔，脉象弦滑，邪已透出三阳。拟葱豉白虎，佐大柴胡达原饮法。

葱白连须二枚，香豆豉三钱，黑山栀三钱，生石膏八钱，知母三钱，清甘草一钱，柴胡一钱五分，炒黄芩二钱，草果一钱，白蔻壳一钱五分，炒枳实一钱五分，川厚朴八分，鲜竹茹四钱，陈皮一钱五分，生白芍三钱，制军三钱，益元散八钱，槟榔一钱五分。

---

① 陈启成：曾任民国医家陈无咎所办"丹溪学社"助教。
② 三黄石膏汤出自《外台秘要》"卷一·深师方四首·石膏汤方"。组成：石膏、黄连、黄柏、黄芩各二两，香豉一升，栀子十枚，麻黄三两。主治伤寒表证未解，里热炽盛，解表与清里兼顾。

三日，温邪由膜原达出，往来寒热，头眩泛恶，口苦胸闷，腹痛，大便仍闭，舌底黄腻苔，脉左弦数，右滑实，邪在少阳阳明，再拟大柴胡佐温胆法。

柴胡一钱五分，炒黄芩二钱，清甘草八分，仙半夏二钱，生白芍三钱，竹茹四钱，陈皮一钱五分，制军三钱，元明粉一钱五分，炒枳实一钱五分，益元散五钱，川厚朴八分，白蔻仁八分，光杏仁三钱，梗通一钱五分，荷叶二角。

四日，大便下行，病皆霍然而愈。

启成按：达原饮吴又可所作，吴鞠通极力痛骂。然邪在膜原之处，非此捣其巢穴，何能奏其功效，见此案可以知矣。但必须阴液内足，乃可用之，否则反伤真阴而受其害，天下事未有正气弱而能敌邪者也。故前方养液息风清宫以救其阴，后方可进辛凉苦燥以攻其邪。学者知之，虚谷章氏《医门棒喝》驳鞠通书极是。宜熟观之，始知余言为不谬也。（《退思轩治验医案》）

（《神州国医学报》1936 年 11 月）

【编者按】

温病不可辛温发汗乃《伤寒论》大法。先病暑温昏狂，前医曾以三黄石膏汤表里两解，瘥后复剧。三黄石膏汤此方麻黄用量超过石膏，发汗太过，风去而暑热犹存，暑热内扰，逆传心包。初用栀子豉汤、清宫汤、小陷胸汤等清宫透邪，息风涤痰，神昏谵语及结胸得解。又见"头眩口苦，泛恶便闭，心下郁郁烦闷"，证属少阳表证未罢，阳明腑实已成，故用大柴胡汤表里两解。大柴胡汤主治少阳中风表证兼阳明里实证，为少阳阳明两解之方。并用达原饮解膜原之伏邪，达原饮出自吴又可《温疫论》上卷："温疫初起，先憎寒而后发热，日后但热而无憎寒也……"方后又云："凡疫邪游溢诸经，当随经引用，以助升泄。如胁痛、耳聋、寒热、呕而口苦，此邪热溢于少阳经也，本方加柴胡一钱。"温病学家治瘟疫，以为邪入募原，每用达原饮、草果知母汤、截疟七宝饮等方，清募原之伏热，化痰水之阴邪。相较柴胡类方，总欠柴胡之表里两解之效。而达原饮原方皆以里药为主，并无表里两解之功，故吴又可于原方后列邪热溢于少阳经者加柴胡，然用量不过一钱尔。

伏 暑

黄连苏叶汤治伏暑呕吐案

李春霖

张瑞甫君长子,年七岁。今年十月间患伏暑病呕吐不已,医投以平胃散、藿香正气散等药,入口即吐,改延予治。予诊其脉息滑数,视其舌苔黄薄而尖红,面色黄黯,询其症则呕吐不止,口渴欲饮,饮入即吐,烦躁不安,欲卧冷地,手足逆冷,身不热,时觉恶寒。盖暑湿蕴伏,肺胃不和,胃热移肺,肺不受邪,以致呕吐不已也。遂宗薛生白先生之法[1],以川连四分、苏叶三分,煎汤饮之。另用杏仁泥二钱、栝楼皮二钱、旋覆花三钱、六一散三钱、佩兰梗二钱、生枳壳二钱、生苡仁二钱、法半夏二钱、枇杷叶二片,以开肺气而化暑湿。

次日复诊,呕吐已止。惟夜间烦躁不安,口渴欲饮,手足逆冷,鼻尖额头亦冷,扪其胸则热灼手,舌苔黄薄不燥,脉息滑数,小便黄。此暑邪蕴伏肺胃为患,即叶天士先生所谓暑厥也。遂易方用凉膈散去硝黄、薄荷,加川连六分、六一散三钱、栝楼皮三钱、生苡仁三钱、旋覆花三钱、车前草二茎同煎。

第三日复诊,烦躁大定,夜眠甚安,手足转温,面色亦转润泽,不似前两日之黄黯矣。张君曰:昨晚药服后约二点余钟即解小便一次,白浊黏腻如人乳,鼻孔中亦流出浊涕甚多,此何故也?予曰:暑湿出泄之象,病退之机也。乃以原方减轻其制,接服一剂。

---

① 出自薛雪《湿热条辨》:"湿热证,呕恶不止,昼夜不瘥,欲死者,肺胃不和,胃热移肺,肺不受邪也。宜用川连三四分,苏叶二三分,两味煎汤,呷下即止。"

第四日复诊,病已大退,知饥进谷。遂以调养胃气清化余邪之品,接服数日而痊。

(《绍兴医药学报》1919 年 10 月)

【编者按】

··

湿热中阻,先以黄连苏叶汤降逆止呕。王士雄评价此方:"药止二味,分不及钱……而轻药竟可以愈重病,所谓轻可去实也。"暑多夹湿,湿重者,治以轻开肺气为主,即吴瑭所言"盖肺主一身之气,气化则暑湿俱化"。湿热之邪弥漫三焦,宜用辛淡者治之。辛如杏仁、豆蔻、半夏、厚朴、苏叶、藿香、佩兰,淡如薏苡仁、通草、茯苓、猪苓、滑石、竹叶等。启上闸,化肺气,通调水道,下达膀胱,导湿邪下行以为出路。

··

潜阳增液治伏暑泄泻危症案

曹炳章[①]

孙伯雄君令郎毛少爷,年十九岁,素体瘦怯,神经灵敏,阴液不足,肝火甚旺,属神经质。于八月初三日在杭,患伏暑,即延杭诸大医诊治,多无成效。至十五日雇肩舆[②]过江,买棹[③]回绍。又经绍多名医治疗,大抵非芳香淡渗利湿即消导攻克,以致邪火日甚,津液日烁,肝阳亦挟邪火上腾。肝阳与命火,同处脊里,升则同升,藏则同藏,命火上升,则脾无此火,不能蒸腐水谷,故泄泻,膀胱无此火,则不能化气,而小便短涩,所饮药水,尽入大肠以增

----

① 曹炳章(1878—1956):字赤电,又名彬章、琳笙,浙江鄞县(今浙江宁波鄞州区)人,近代著名的中医药学家。14 岁即随父研习药业并在绍兴经营药品,后师从方晓安,通读伤寒、内科、本草等名家医书,自设诊所行医。于医学文献用功尤深,1934 年应上海大东书局聘请,主编《中国医学大成》丛书,选辑医书365 种,汇集汉唐至明清一百几十家及日本汉医家著述,共 2 082 卷,辑成 1 000 册,皆详加校勘,撰有作者行略与内容提要,1937 年出版。中华人民共和国成立后,任《浙江中医药》月刊总编辑、绍兴市政协委员。

② 肩舆:轿子。

③ 买棹:雇船。

泄泻,此为致危之原因也。故是症自廿五六日起,唇上焦黑干燥,舌绛燥干硬而短,苔黄黑糙刺无津,干呕气促,头汗目赤,灼热神昏,谵语瘛疭,大便泄泻如流,日夜十余次,小便短赤,点滴疼痛,此以前之病因也。至九月初三日,诸医束手,佥云不治,由包越瑚君举荐余治。

余诊其脉,左手弦劲而数,溢出鱼际,右手洪数,溢出寸口,尺部不起。唇上焦黑,舌绛短而硬,苔焦黑无津,口腔亦极燥,干呕灼热,神昏谵语,其所语皆未病前在学校经过之事,循衣撮空,目赤而红,时欲起床,大便日泻五六次,夜泻八九次,或如赤水,或如涎沫,或兼颗粒,小溲赤而点滴涩痛,危状尽露。余诊断此症原因,由邪热营络,盘踞日久,烁耗津液,液涸动风,下焦龙雷之火挟之上腾,于是上焦之火更甚,而下焦反少命火,即日服增液生津之品或饮茶水,脾胃虽能受纳,然无命火,则不能腐化输运,膀胱无命火,则不能蒸腾化气而为小便,以致所饮所食,皆不敷布,遂下流作泻,而小便反短涩,虽服诸药,皆成罔效。

余主先镇纳肝阳,滋液生津,兼清邪热熄风,佐以芩连坚阴,庶几龙雷之火仍潜伏命门,而脾胃膀胱,复能腐化蒸腾,则泄泻能止,上逆之火下潜,心脑顿失蒙蔽,则神识亦未清明,勉拟此法,或可望其转机,否则恐有上厥下脱之虞,拟方列后(初三上午九旬钟初诊方)。

石决明六钱(生打),铁皮鲜斛三钱,生白芍四钱,毛西参八分,左牡蛎八钱(生打),米炒麦冬三钱,东白薇三钱,黑元参五钱,双钩藤四钱(后入),姜炒竹茹二钱,炒川连八分,炒黄芩二钱,辰砂拌茯神四钱,青龙齿四钱(生打),引加灶心土五钱(包煎)。

初四日上午复诊,服昨方后,按左手弦劲较减,其半惟仍数,右三部亦数,舌绛仍干硬而短,惟干呕、撮空循衣已除,泄泻日夜已减至四次,身热较减,谵语亦少,败象已减其半,似有转机。再当镇肝育阴,滋液熄风以治之,立方于后(初四日上午拟即煎服)。

前方去元参、竹茹、白薇、辰砂拌茯神、灶心土,加:炒生玉竹二钱,建兰叶四片,鲜柠檬一片(分两煎)。

另用鲜稻穗七支,鲜茅根一两,鲜竹叶卅片,煎代茶饮。

本夜贴永庆局之字止泻膏。

初五日上午三诊,左手脉弦已平过半,肝阳亦平,舌虽绛燥,较前已软渐能伸长,泄泻已止,烦热谵语尚未尽除,兼有干咳少寐。仍用柔肝养阴,滋液泄热,(上午拟上午即服)方附后。

鲜生地三钱,乌玄参四钱,石决明一两,太子参一钱,鲜石斛三钱,原麦冬三钱,生牡蛎八钱,东白薇三钱,川贝母二钱,赤茯神三钱,淡竹茹二钱,鲜柠檬一片,雅梨肉三钱。

初六日上午四诊,左脉弦数已平,右手弦滑,舌绛转润而胖,烦躁谵语,偶有夜能多寐,咳嗽稠痰,间有血点,肝阳虽平,肺中阴火仍未潜藏。再宜育阴潜阳为治,方附后。

鲜生地四钱,炒生玉竹钱半,生白芍三钱,川贝母三钱,鲜石斛三钱,生石决明六钱,生牡蛎六钱,远志肉钱半,太子参一钱,辰拌麦冬三钱,东白薇三钱,鲜柠檬一片,鲜梨汁半杯(冲),萝卜汁一瓢(冲),灯心一丸。

初七日五诊,左脉弦数,右浮芤而数,舌红渐淡,惟咳嗽黏痰不爽,兼咯血鼻衄,皆紫红凝瘀成块,此属肺胃热逼而成瘀血,近因火平热退,气血渐行常道,上焦热瘀之血,不能归入经隧,逼之上溢,而为咯血鼻血,亦佳兆也。宜降气清血热,通络化瘀滞为要。

鲜生地五钱,捣生锦纹四分,仙鹤草四钱,东白薇三钱,焦山栀三钱,醋炒竹茹三钱,丹皮炭钱半,川贝母三钱,天花粉二钱,旋覆花三钱(包),紫降香五分,鲜茅根廿支,鲜竹叶三十片。

初八日六诊,脉左弦数,右浮芤均已渐平,舌红润少津,咯血鼻衄已止,咳嗽亦减,惟便结不畅,小溲已长,间有潮热,此属浮游余热未尽,再当生津滋液,育阴退热为治。

鲜生地五钱,黑元参四钱,生白芍三钱,生鳖甲三钱,鲜石斛三钱,银柴胡三钱,东白薇三钱,川贝母三钱,破麦冬二钱,地骨皮四钱,生牡蛎八钱,鲜竹叶廿片,鲜茅根十支,此方服两剂。

初十日七诊,按脉左弦滑,右濡数,潮热尚未尽退,虽仍咳嗽,痰已爽吐,津液渐充,肺部结涎伏痰,亦得外出,故舌转红润,软敛瘦小,宜再清热润肺。

鲜生地五钱,杜兜铃钱半,地骨皮四钱,鲜茅根廿支,黑元参四钱,川贝母三钱,石决明六钱,雅梨肉五钱,淡天冬二钱,鲜竹茹二钱,东白薇三钱,枇杷叶四片(去毛净)。

十一日八诊,前方服一剂,昨夜十句钟,忽然烦躁胸闷,起卧不安而不寐,逾时即发细白痦,自胸口至腹部密布,摸之刺手,四肢甚少,背部则无,此阳明伏热盘踞卫分,因气津血液已充分,而能送达重出肤表。自发痦后,烦热即退,胸腹周身较未发前更为舒畅,舌皮转红软,即寐多时,又下大便一次,色黑挟紫红瘀痰,此在里结热宿垢,则从大便而下,皆属余热肃清之佳兆,可无虑也。惟白痦虽绽足,而卫分津液亦致虚,再当益胃滋液,扶元养阴,为其补助。

太子参一钱,米炒麦冬二钱,生扁豆三钱,西紫苑三钱,鲜石斛三钱,炒生玉竹钱半,生白芍三钱,五味子十四粒,川贝母三钱,生左牡蛎六钱,东白薇三钱,雅梨肉五钱,鲜茅根廿支(去衣)。

此方服二剂,十二日亦服此方。

十三日下午三时九诊,脉舌如昨,惟大便下血紫红成块,腹中疼痛,此属下焦蓄血,挟肠间积热宿垢从下溢,由大便排泄而出,亦为肃清三焦之佳征,再当凉血清肠热为治。

鲜生地五钱,炒白芍三钱,炒黄芩钱半,生鳖甲三钱,炒麦冬二钱,东白薇三钱,炒苦参一钱,荆芥炭一钱,鲜茅根三十支,鲜竹叶廿片。

十四日下午十诊,服昨方,今日大便欲解不解,小便涩痛,脉弦坚微数,舌淡红微胖,尖中浮垢已退,苔根微白黄腻,微寒微热,咳嗽稠痰,肝热袭肺,逗留不退,再当宣肺化痰,滋液清热。

鲜生地五钱,焦栀皮钱半,甘草梢一钱,汉木通一钱,鲜石斛三钱,栝楼皮钱半,生鳖甲三钱,淡竹茹二钱,天花粉钱半,川贝母三钱,东白薇三钱,鲜生叶廿片,鲜枇杷叶四片(去毛净),鲜茅根廿支(去衣洗)。

十五日十一诊,舌红苔微白,脉左沉弦,右濡缓,微寒微热,咳嗽黏痰,大便又下溏酱一次,小溲渐长,肝经余热刑肺,宜清肝润肺,和胃化痰。

北沙参三钱,鲜石斛三钱,川贝母二钱,西紫苑三钱,炒麦冬二钱,黑元参四钱,真柿霜一钱,野百合三钱,旋覆花三钱(包),远志钱半,炒知母钱半,淡竹茹二钱,鲜枇杷叶三片(去毛净)。

此方服二剂。

十七日下午十二诊，脉已和缓，舌化淡红，咳嗽已少，大便转黄，语声爽亮，胃纳渐动，病候已除，元神未复，再当调胃扶元，润肺化痰。

北沙参三钱，鲜石斛三钱，川贝母二钱，枇杷叶四片(去毛净)，炒麦冬二钱，淮山药三钱，野百合三钱，旋覆花三钱(包)，柿霜一钱，制远志钱半。

此方服两剂。

十九日十三诊，脉仍和缓，两手均平，舌淡红，尖苔微白，咳嗽痰少，大便二日不解，胃纳虽动，尚不多进，仍宜养液敛肝，宣肺醒胃。

鲜铁皮斛三钱，炒白芍三钱，全栝楼四钱，宣木瓜一钱，米炒麦冬二钱，乌梅肉五分，新会白五分，苦丁茶二钱，辰砂茯神四钱，广郁金二钱，制远志钱半，车前子三钱，鲜竹叶十四片。

此方服二剂。

廿一日午后十四诊，脉弦坚微数，舌心红润，两畔滑腻，尖白燥，咳嗽已稀，小溲黄，大便自十六日解后尚未下。心经尚有留热，肺气因此失降，故舌心红润，两畔滑腻，尖反白燥，此属肝肾阴火凌心，再当凉心宣达肺气，以传达肾经阴火下行为宜。

鲜生地五钱，全栝楼六钱，光杏仁三钱，焦栀皮钱半，淡天冬二钱，黑芝麻三钱，西紫菀三钱，炒知母二钱，鲜石斛三钱，淡竹茹二钱，白前三钱，苦丁茶二钱，鲜枇杷叶四片(去毛筋净)，车前子三钱。

廿六日午后十五诊，服前方一剂，廿二日大便下一次甚多，又服一剂，大便至今日尚未下，惟胃纳略增，能吃厚粥，脉已和缓，舌淡红润，精神渐强，起坐自如，惜乎大便不能，再以益气滋肾阴为妥。

盐水炒潞党二钱，淡苁蓉三钱，黑元参五钱，生鳖甲三钱，青盐炒熟地四钱，生白芍三钱，霍石斛三钱，生牡蛎四钱，生打淮山药三钱，炒麦冬二钱，黑芝麻三钱，炒乌梅肉五分。

此方服四帖后，廿九日及十月初一日大便各下一次，下时肚腹热痛，燥矢成坚颗，下后腹部甚爽快，粥不充饥，已吃软饭，能步行数武耳。

十月初一日下午二旬钟诊，适大便下过，脉舌均平，面有神采，语言爽亮,胃强极欲多食,余嘱看护人,不与多食,惟分多次,频频与食,庶几少食易化,化尽再与,可免食复之累。惟肢体仍无力,复用前法加减治之。

大熟地四钱,淡苁蓉三钱,黑元参四钱,盐水炒潞党三钱,炒麦冬二钱,淡天冬二钱,霍石斛三钱,炒麻仁三钱,打淮药三钱,黑芝麻三钱,生白芍三钱,制远志钱半。

此方服四剂后,大便二日一解,是日已吃饭,惟油腻仍禁食,盖是病新瘥后,若早食油腻黏滞各物,必面黄起油光或面奋,乏力倦怠,动作气促自汗,或转便溏足肿,反致不易复原,饭菜嘱用熟萝卜、咸菜、笋干、开洋等,必须汤水清汁之品,庶不致停滞作满。如此调养,至初八九日,胃纳大进,较未病时尚增,精神日强,步履亦能恢复原状矣。

初十日午后复诊,面黄已退,白而肥满,手臂亦生肉,肌肤自落屑后亦红润白嫩如常,病容脱除,已复原状矣。再拟补益心脾法,以归脾汤加味治之。

炒潞党三钱,大熟地四钱,炒麦冬二钱,枸杞子二钱,炙义蓍三钱,白归身二钱,辰茯神三钱,制远志钱半,生白术钱半,炒白芍三钱,炒麻仁三钱,新会白八分,桂圆肉五枚。

服五帖,后不服药,止此竟功。

按:此证本属夏秋常有之病,且无留案之必要。然此君素体怯弱,其病由轻而重,由重而入危险之途,仍能脱离危险,而至回复原状,其中经过许多变化,且能方方得力,步步见效。全案一方不缺,一手奏功,一切调养,亦能惟余命是从,病家有此诚心,医家负责设法,而能收此效果。故余谓此案不独为临床之实录,亦可为治斯病之殷鉴耳,故敢录之,以刊诸报端。是否有当,质诸同人,教正之。

（《绍兴医药月报》1928 年 3 月、《绍兴医药月报》1928 年 4 月）

【编者按】 ··

《红炉点雪·火病泄泻》云:"泄泻一症,为亡阴脱液之肇端。"少年素体阴虚,肝火甚旺。伏暑泄泻一月,多进淡渗利湿、消导攻克之剂,使阴液愈伤,亡阴动风之险症迭起。虽患伏暑泄泻,此时宜救里为先。初诊重用介类使龙雷之火潜藏于命门,并用生津而不滋腻之品增其津液,兼用清热熄风,佐以坚阴,至四诊后病现转机。刚离亡阴之险,又见咳嗽黏痰,咯血鼻衄,潮热,便结等症,故治以育阴清热,降气化痰。至八诊,忽然烦躁胸闷,起卧不安,即发细密白痦,"此阳明伏热盘踞卫分,因气津血液已充分,而能送达重出肤表",乃正气来复,鼓邪外出之兆。自发痦后,烦热即退,缠绵日久余热终得肃清。

银翘散治伏暑兼风温之治疗

周 镇①

［病者］王佐卿子,年十六岁。

［病名］伏暑兼风温。

［病因］先患寒热泄泻,治愈未清,出外观剧,复受风温。

［症候］身热泄泻治愈,观剧复热加咳,医投清解,即鼻衄,热气上冲口鼻。八日即耳聋少寐。每日食鲜梨三四枚。唇紫起揭,腹灼如炉,无汗,按脐作痛,咳而无痰。

［诊断］脉数舌红苔干,伏暑在内,外感风温,温邪薰蒸,故炎于口鼻。肺胃部分悍气上冲,波及耳部心主。

［疗法］宜辛凉散风,清泄伏热,参以化积涤痰。

处方:冬瓜子一两,光杏仁三钱,滑石五钱,鲜青蒿四钱,白方通一钱,连翘三钱,银花五钱,绿豆衣五钱,香豆豉三钱,鲜薄荷七钱,鲜竹叶三十片,茅芦根一两一尺,磨槟榔五分,萝卜汁一杯。

复诊 上冲口鼻之气略减,咳嗽较轻,身热起伏。先是夜有烦懊,兹移

① 周小农(1876—1942):名镇,字伯华,江苏无锡人。17岁随同乡邓羹和学医,复得名医张聿青传授,后行医于沪,兼善堂医局特约诊务,并专任警署医职。1911年,回无锡任《医钟》编辑。曾积极参加全国中医界反对余云岫等"废止中医"提案的抗争活动。后任中央国医馆名誉理事。撰有《惜分阴轩医案》4卷,晚年又续3卷。另著《周小农医案》《周氏集验方摘要》《周氏集验方续编》《临产须知》等。曾整理前贤医著、医案多种,如《王旭高医书六种》《张聿青医案》等。

下午,按腹犹痛,脉数舌红,苔根灰色。明是伏邪挟风温积滞,再辛凉肃肺清泄伏热,参以化积。

枯黄芩三钱,鲜青蒿五钱,益元散六钱,冬瓜子一两,知母二钱,光杏仁三钱,山栀仁三钱(炒),香豆豉三钱,白方通钱半,连翘三钱,银花六钱,薄荷头钱半,生川连七分,鲜竹叶廿片,芦茅根各一两,磨槟榔冲五分。

另用云梨、莱菔、薄荷同打汁温服,令其将药服于身热未发之前一时。清晨热减时,化服七液丹①一服。

三诊 咳减,气冲亦止,连解溏矢甚秽,腹脐之痛已止,身热陡觉大退,起伏虽定,腹尚微灼,防其反复,再清肺化痰。

兜铃三钱,枯黄芩二钱,知母二钱,冬瓜子一两,甜杏仁三钱,生薏仁二钱,通草八分,青蒿梗二钱,滑石三钱,大腹皮三钱,广郁金三钱,干荷叶钱半,射干五分,芦、茅根各一两,鲜竹叶十四片,菊叶七片,枇杷叶露二两(冲)。

服后吐痰涎一碗,所奇者药汁未吐,再服又吐痰涎少许,外热已止,腹灼未清,原方加减,加半贝丸钱半以涤痰。

[结果]此证来势甚猛,幸积下痰吐,化重为轻耳,否则浊痰蒙闭则昏糊,秽积留滞必淹缠,仅恃三方两候势定,幸矣。

(《医学杂志》1928 年 8 月)

【编者按】

伏暑在内,外感风温,温邪熏蒸,炎于口鼻,灼于胃肠,症见身热起伏,咳嗽鼻衄,腹灼如炉,腹脐按痛。初诊方用苦寒之青蒿清热解暑,并用银翘散辛凉解表,及化积之品导滞通下,属表里两解之法。银翘散从栀子豉汤化出,以豆豉解温病之表,然功效并不专于宣肺止咳。风温咳嗽又见身热、鼻衄、无汗,诸症皆因表邪不宣,邪热壅肺,热气上冲而起,麻杏石甘所当必用。清宣肺气,透邪外出,则肺热得解,咳停衄止。且麻杏石甘汤石膏用量倍于麻黄,辛凉宣

---

① 七液丹出自《大生要旨·续编》。主治:瘟疫、疟痢、烂喉丹痧斑疹、伤寒时毒、疮毒痈疽、暑风猝忤、霍乱吐泻、诸般痧气。组成:上滑石十二斤,鲜佩兰叶汁、鲜藿香叶汁、鲜莱菔汁、鲜苏叶汁、鲜荷叶汁、鲜侧柏叶汁各三十两,生锦纹大黄三十两(晒干,研细末,用好陈酒二斤拌入)。

透，绝无温燥之弊。《章次公论外感病》："世人感于《活人书》及陶节庵之说，一见麻黄，便为汗剂，畏而避之。问其理由，莫不以麻黄发汗之力太悍，不慎将汗出不止而死。"江南温病家皆视麻黄为虎狼之药，避而不用，由来已久。

胃苓汤治伏暑湿滞案

袁跃门

[病者] 金嗣同祖母，年近六旬，住本城西护弄。

[病名] 伏暑湿滞。

[原因] 暑热内伏，病从太阴湿土之化，身热时淡时烆。先请家严诊治，连投清暑逐湿之剂，症虽平稳，而不易复原，停药一候，复增泄泻。

[症候] 身热汗出黏指，胸次不适，胃呆呕吐，昨宵骤增泄泻，十余次，昏迷疲乏，体重懒言。

[诊断] 右脉濡细，左关弦软，舌苔浊腻，口渴不饮，症属太阴伏暑湿滞也。

[疗法] 当从胃苓汤主治，病家谓病缠半月，纳谷不多，恐中气虚陷，骤变泄泻，意欲进补。予曰：舌苔浊腻，脉象濡细，症脉合参，湿滞于中也；进补，恐湿愈逗遛，湿恋不化，变症蜂起，入里有腹胀泻痢之忧，出表有化热蒸瘩之患，急宜运中渗湿，再商调治。

处方：制川朴一钱，粉猪苓三钱，净银花三钱，大腹绒三钱，广陈皮二钱，赤茯苓三钱，白扁衣三钱，白通草一钱，焦白术二钱，清豆卷三钱，益元散三钱（包），泽泻二钱，砂仁花一钱，炒川连四分。

二诊 湿从太阴，由下而驱，乃肠中暑热下迫，与湿交混，气机阻遏，小肠火府不通，泄泻变痢，里急腹痛，脉沉细，舌化黄，湿转化热也，再以清导。

处方：广木香八分，金铃子二钱，焦白术二钱，赤苓三钱，川黄连四分，制香附二钱，厚朴花一钱，金石斛三钱，炒白芍二钱，南查肉三钱，广皮二钱，炒银花三钱，益元散三钱（包），荷梗尺许，车前草两株。

三帖。

三诊 投清导之方,连进三帖,痢止痛定,暑湿已清,热势亦退,至夜卧不能酣睡,清晨略觉头晕,再拟清养。惟肠胃之病,饮食尚宜谨慎。

处方:金石斛三钱,生杭芍二钱,广皮白一钱半,炒银花三钱,白茯神三钱,秫米三钱(包),生谷芽三钱,荷叶边一钱,野于术一钱半,宋半夏一钱半,泽泻二钱,白通草一钱。

[效果]服五帖停药,静养半月,而康健如常。(《大德医室验案》)

(《医界春秋》1931 年 2 月)

【编者按】

凡治暑湿,当辨暑重湿重。暑重于湿者,以清解暑邪为主,兼以宣化湿邪。湿重于暑者,以利湿宣畅为主,兼以解暑透邪。本案身热不甚,呕吐泄泻,纳呆胸滞,疲乏懒言,证属湿重热轻。病家以为中气虚陷而意欲进补,幸得医者开喻劝导。所施胃苓汤、益元散,总不出运脾利湿法,兼用清水豆卷透发表邪。用药避免温燥,平和切病。

蜀漆治伏暑化痁[①]疟案

周禹锡[②]

[病者]罗文富,男性,年十八岁,冶铁工人,居隆昌县半边街。余在救

---

① 痁(shān):疟疾的一种,多日一发。
② 周禹锡:名荣珪,自号蓬隐闻人。原籍四川内江,生长泸县,赴居隆昌。少随父习医,历受业于同郡刘汉庵、余瑞灵,天津张寿甫(锡纯),重庆邹趾痕诸先哲之门;于西医则从医学大家无锡丁仲祐(福保)先生游。将平素所治疑难病案,整理为《拯痍轩医案笔记》,陆续发表于杭州《三三医报》。1927 年,何廉臣主撰《当代全国名医验案类编》时,周禹锡被选列为 90 人之一。1933 年 5 月,中央国医馆颁布了整理国医学术标准修正大纲,周禹锡应聘编审教材。历时五载,于 1938 年编成巨著《中国医学约编十种》(即《生理约编》《病理约编》《诊断约编》《药物约编》《处方约编》《瘟疫约编》《内科约编》《妇科约编》《儿科约编》《医剩约编》)。1941 年,该丛书由天津中西汇通医社铅印出版。

济院送诊。

［病名］伏暑化痁疟。

［原因］盛夏高热百华氏度以上，终日围炉冶铁。处暑后，天气日间尚热至九十六七华氏度，到晚候低降至七十五六华氏度。人在气交之中，值此秋气乍热乍凉，禀赋纵强，亦不胜气压一昼夜之骤升骤降至二十华氏度内外。而况既经四十余日之高热亢蒸，又受终年炉火之熏灼，焉得免于病乎？因此致疾。

［症状］每三日一作疟，发时寒战须臾，即壮热无汗，大渴不休，却索热饮，头痛如破，身疼如被杖，胸膈痞满，痰滞不能咯出，自午后起，至夜半乃已，大便不爽，小溲短赤，面色黧黑，形体憔悴。

［诊断］六脉沉弦滑搏，舌苔黄腻粗糙，脉舌合因证相参，断为盛暑近火，以致无形之暑气痹着膈间，有形之火气蒸痰结固，邪伏膜原，痰阻气机，深陷而成痁疟。

［治疗］病不在表，汗非可能，又不在里，下亦非可能。邪在膜原，宜用开提透达。痰阻气机，法当宣气豁痰，俾有形之痰，由气管逐出。无形之暑，由阴达阳，庶痰豁暑清而疟自止，勿用堵截阻邪出路而致坏也。

处方：淡竹叶八钱，香薷叶四钱，嫩青蒿六钱，象贝母一两，蜀漆苗三钱，连翘壳八钱，淡豆豉八钱，青橘皮四钱，栝蒌霜六钱，生栀子一两，清半夏三钱，枯黄芩四钱。

另用鲜芦根四两，鲜茅根四两，煎汤代水［（民国）二十二年（1933）八月二十六日诊］。

［效果］一剂转为日发一次，寒热均平，再剂寒热减轻，三剂而止。乃去蜀漆，加蚕沙一两，方中薷、蒿、翘、蒌、半、芦、茅减半，又服两剂。改用竹叶石膏汤加半贝善后。

［附论］《内经》云：夏伤于暑，秋必痎疟。痎者，疟之总名也。盖疟之始作也，寒则战栗振动，热则烦渴躁妄。因其有寒战壮热，暴疟酷疟之义故名。《经》所谓阴阳相争而寒热交作，势必由风寒暑湿之气外舍营卫，痰血饭食之质内阻膜原。以致阴阳不调，营卫不和，升降出入，失其枢转，邪得乘之而并正，

正为邪并,寒热交争,而疟疾成矣。其发也,在夏至后处暑前者,三阴受病浅而轻;在处暑后冬至前者,三阴受病深而重;子后午前,阳分受病易愈;午后子前,阴分受病难愈;由内而达外,则日移早而易愈;由外而传里,则日移迟而难愈。邪浅者一日二发,邪深者间日一发。深入三阴,三日一发。故作愈迟者病愈深也。善治疟者,必察其邪之深浅,证之阴阳,寒热之多寡,发作之早晏,时日之炎凉,元气之虚实。如无汗欲其有汗,散邪为急。有汗欲其无汗,养正为先。移早则邪达于阳,故取其汗易。移晏则邪陷于阴,故取其汗难。必使由阴而阳,由晏而早,乃为得治。若心经疟久,势必动及其营,则有烦渴止衄之累。肺经疟久,理必伤及其津,则为胃秘脾痹之候。治法,一则凉阴为主,一则清降为宜。若暑热重者,专究上焦肺脏清气,疟来时必热重而寒微,唇舌必绛赤,热渴而喜凉饮,饮虽多而无痞满之患,其脉色自有阳胜之候。若湿邪重者,当议中焦脾胃阳气,疟来时虽则热势蒸燔,舌色必有黏腻之苔,渴喜暖汤,胸脘间必觉痞胀呕恶,其脉色必有阳气不舒之状。若邪气轻而正不甚虚者,寒热相等而作止有时,邪重而正气怯者,寒热模糊,来势必混而不分。治法,热多者凉药为君,寒多者湿药为辅,必须佐以开提之药,直达病所,追逐其痰。盖无痰不成疟,外感四气,内动七情,饮食饥饱,房室劳倦,皆能使气血凝滞,鼓动痰涎,苟痰去则邪失所恃而自去,疟之轻者止而重者减,决不有止而变生者,若有兼病,则当兼治,是当各随其甚者而兼理之。总之,脉实证实者,攻邪为急;脉虚证虚者,补正为先;脉实证虚者,透邪以救正;脉虚证实者,辅正以除邪。此中变化,当熟读《灵》《素》内经《伤寒》《金匮》,拆衷唐宋百氏,通变古今。庶几临证得手应心,无自误误人之缺憾矣。

(《医界春秋》1933 年 11 月)

【编者按】

　　伏暑化痁疟,发时寒战须臾,即壮热无汗,大渴不休,却索热饮,头痛身疼,胸膈痞满,属邪入少阳,柴胡所当必用。然叶天士医案流传甚广,其治疟之方,多不用柴胡。后世所谓"柴胡劫肝阴",而恒以青蒿代柴胡。柴胡之力,能入少阳,能达膜原,升提疟邪透膈上出,而青蒿无此力也。妙在蜀漆苗之用，清代莫枚士[①]"常蜀截疟辨"云："古治中暑用脑、麝，而治疟用常、蜀，法异意同，何以言之？无形之暑气痹着膈间，蒸痰结固，既非表寒可汗，又非里实可下，必须气烈开提之药，直达病所，追逐其痰，斯无形者失所恃而去。疟须常、蜀，犹暑须脑、麝也，但浅深之别，各有宜耳！今治中暑，尚知遵古，独于常、蜀，佥谓其截疟酿变。然余目验苏州、吴江、震泽等处，其俗呼常山为甜茶，遇疟发辄采鲜者一大把煎服，皆轻者止、重者减，未闻有止后变生者。余踵用其法亦然。夫截之为言，堵塞也。药之能堵截病由者，必其性涩壅，足以遏住经络，斯留邪而酿变，非常、蜀开提之性所及也。为斯说者，盍观《外台》《圣济》各集汉魏以来千余年诸治疟名方几千首，而用常、蜀者十之八九。"所述颇合本案之治，蜀漆治伏暑痁疟有由阴达阳、痰豁暑清之效，足见常、蜀为治疟之要药。

凉开法治伏热痉厥

邢锡波

董彝民之夫人，年四十三岁。以今岁，春行夏令，蕴热内伏；至首夏，又复燠热异常，引动伏邪，兼本人素有情志抑郁之隐疾，感受燠热，一触即发。初起觉头部刺刺作痛，继则呕吐痰涎数口，即口噤昏厥，人事不省，肢痉强直，时形抽搐。延医诊视，有谓为中风者，有谓为哑叭翻者，以消痰散风刺针等法，毫无见效，群医束手，视为奇证，后经敝亲郝凤翔介绍，邀余诊治。

时病者昏厥不省已一日夜矣，按其脉洪滑有力，惟左寸浮取如常，微按细若游丝，重按全无，下体僵直，两胁膨胀，息促气吼，险象丛生。余据脉审证，断为伏热痉厥。夫素有气郁之人，则肝气不畅，络气滞塞，热邪窜入肝络，不易宣达，遏闭既久，酿痰化热，挟肝气而上冲清窍，蒙冒心包络和脑髓

----

①　莫枚士（1862—1933）：清末医家，字文泉，浙江归安（今属湖州）人。先致力于研究古代经学，后改习医学。其所著医书有《研经言》《神农本草经校注》《经方例释》等。

神经,使知觉系与运动系,失厥功能,故昏厥无知也。其肢疼抽搐,口噤气吼者,乃热内炽,灼津烁血,筋失所养而拘急,在四肢则为痉挛,在口角则为噤锢,气吼乃痰火上迫之声也。所幸未现遗尿口张等之绝症,从速诊治,尚可挽救于万一。遂急以"逼迫瓶"射薄荷精,并以大指掐右手背"威灵穴[①]",以开闭醒厥。继拟清热豁痰,解郁通窍之剂。

磨犀尖一钱,胆南星二钱,青连翘三钱,九节菖蒲一钱,石决明四钱,羚羊角一钱,天竺黄二钱,广郁金三钱,牙皂角钱半,生石膏六钱,生山栀三钱,竹沥汁五钱。

方剂诠解:本证以伏热上窜,弥漫胸膈,挟痰浊以凌心犯脑为主,故以栀、翘速透上焦,以清里热;犀角味咸寒,可由肾入心,使内干之邪热,透表而出,心无邪扰,而神经自安;羚羊角由肝入脑,可使上犯脑髓神经之邪热,平熄下行,则神目清醒。夫邪热之上窜,肝之作祟也,复以石决明镇肝潜阳以杜其源,石膏质重气轻,取其质重可镇热邪使不上炎,取其气轻,可引热邪透表外达。然病至昏厥,不独邪热内扰,必有有形之痰浊蒙蔽清窍,故以竺黄、南星、竹沥以豁痰,牙皂、菖蒲、郁金以宣窍,使心脑俱清,痰蠲热解,而症自愈矣。

一剂后,神识略醒,颊车缓软,唯手足抽搐如前,口甚燥渴,肢体灼热,脉仍洪滑。为复疏一方:

紫雪丹一钱,生山栀三钱,生石膏八钱,肥知母三钱,广郁金三钱,川木瓜三钱,牡丹皮三钱,大元参五钱,大生地四钱,天竺黄二钱,淮木通二钱。

方剂诠解:本方以紫雪丹轻透伏邪,宣窍豁痰为君;栀、母、石膏泄热生津为臣;内热猖獗,则肾液被劫,故以元、地、丹皮,以滋少阴之液,津液充足,不独可上济心脏之燥,尤可濡润宗筋,使不痉挛;复以木瓜舒筋以治其标,竺黄以豁其痰,郁金以宣其窍,使神清筋缓,则病方入坦途,可望生机。

[服后]果神识清醒,身凉渴蠲,抽搐已减大半,惟略形拘挛,屈伸不利,

---

① 威灵:又名威宁。位于手背第2、第3掌骨中间,在外劳宫旁。具有开窍醒神、止抽搐等功效。

六脉虽和略大,知系余热未清,津液涸损,为疏清热润燥救阴之剂,服二帖而痊。(《怀葛斋验案》)

(《光华医药杂志》1935 年 8 月)

【编者按】

《临证指南》邵新甫:"肝气一逆,则诸气皆逆,气逆则痰生,遂火沸风旋,神迷魂荡,无所不至矣。"夏令燠热,引动伏邪,素有肝郁,酿热为痰,痰火上逆,发为痉厥。仿羚犀竹石汤①、安宫牛黄丸、紫雪散等凉开诸方之意,清热熄风,涤痰开窍。犀羚凉血散血,清营止痉。石膏辛凉能散,既清里热,又可引热邪透表外达。一剂而神识渐轻,再剂而神清痉止,后以清余邪增津液而病瘳。

伏 暑 热 痉

颜芝馨②

颜芝馨先生遗著,门人魏文燿校录

伏邪晚发,因惊感风,时值秋燥,邪从火化,遂致引动肝风,故痉厥并见,壮热无汗,热逼下利,今脉滑数,舌白燥尖绛,气粗咬牙,两目多眵,当是阳明热极,扰动少阴、厥阴之证。拟羚羊白虎合凉膈散、一甲煎,清泄厥阴、阳明之热,佐牛黄丸幽芳以开其闭为治。是否有当,候肖彭先生斧政。

羚羊角钱半(先煎),生石膏一钱,知母三钱,生甘草五分,黑山栀二钱,

---

① 羚犀竹石汤出自《重订通俗伤寒论》,主赤膈伤寒,风湿时毒,先犯少阳、阳明,续被暴寒而发,乃三阳合病,状类伤寒,胸膈赤肿热痛,呓语痉厥,暴注下迫者。组成:犀角八分,羚角一钱,鲜竹叶心三钱,石膏六钱,赤芍二钱,连翘二钱,紫草二钱,银花露二两(冲)。

② 颜芝馨:浙江宁波人。早年随族人旅台湾军医局学医,1895 年回甬,旋即从师晚清浙江名医张禾芬先生学习。学成后,设诊所于宁波鼎新街,擅长内科。行医 20 余年,学验丰富,惜因诊务繁忙,加之早年罹患风痹,右肢偏废,左手书写不能持久,故仅留昔年授徒所编《温病条辨歌括》一书,余无著述传世。

连翘二钱,薄荷一钱,丝瓜络二钱,鲜桑枝三尺,鲜水芦根一钱(去节),生牡蛎一钱,银花二钱,万氏牛黄清心丸一颗(去蜡壳,分二次化冲)。

热毒气血两盛,上午轻而午后及晚热势较重,小便清长,大便黑色,心悸烦闷,脉滑数,舌黄燥底绛,瘛疭窍干,间或发笑。拟息风清热,凉血解毒。用犀角地黄合白虎加减。

犀角屑五分(先煎),鲜生地八钱,生石膏一钱,知母三钱,人中黄二钱,羚羊角片钱半(先煎),鲜石斛一钱,天花粉三钱,银花二钱,板蓝根三钱,青连翘二钱,丹参二钱,鲜水芦根一两。

另用原支犀角五分(磨冲),牛黄清心丸一粒(去壳,化服)。

温邪传入厥阴,前患痉厥,投大剂息风滋液之剂,神清痉止,诸证愈其大半。乃自不小心,骤与年糕汤之后,遂变足冷,继而发热。盖热邪初出,全赖脾气运动。今脾胃被饮食所阻,其气不行,则邪不出,邪陷于脾,脾主四肢,而属足经,故足先冷。脉象滑数,舌苔黄腻。拟仿仲景复病例,以枳实、栀、豉加味,佐以化痰。

枳实一钱,黑山栀三钱,炒豆豉二钱,莱菔子二钱,焦山楂二钱,银花三钱,连翘二钱,川贝母二钱,天竺黄二钱,鲜淡竹叶四十片。

大病新瘥食复。昨日诊视,变幻颇多。目眵,肝热也;足冷,食填胸中,脾气不行也;谵语,胃热蒸心也;平素咬牙,病热更甚,胃热气走其络也;寒热,中气不和,木邪凌土也;叹息,中气闭塞,升降失司也;蒸蒸自汗,阳明之邪未清也;头额青筋忽现忽隐,间或胀大,肝经之热升降不定也;诊脉滑数,舌黄厚底绛,额上多汗,胸腹烦满,大便二日不通。此胃中宿食挟余热,内结成实之证,非通利大便不可。至于平昔先天不足,当护其阴。鄙人斗胆议用增液汤存其阴,调胃承气和其胃气,俾大便一行,釜底抽薪,诸邪皆能下降矣。

元参四钱,鲜石斛四钱,鲜生地四钱,知母二钱,天花粉三钱,生军三钱,元明粉二钱(分冲),生甘草八分。

稚年先天不足,疳积肝气挟伏暑相因为患,前之咬牙瘛疭厥者,热邪窜入手足厥阴,投犀羚二仙合白虎清热滋液息风,佐牛黄丸幽芳开窍而苏。继以口腹不慎，食复加剧，先用栀豉保和透泄导滞，后因邪热挟宿食内结成实，显出阳明津涸邪结，额汗如雨，舌黄燥厚腻底绛，谵语腹满。若非下夺，立刻再厥，疗治不及矣。用增液承气，果得汗下，并至神清热退。无如夏令伏暑至秋，晚发病之至重。昨晚先足冷，后发热，寒少热多，大热如焚，而咬牙谵语反少，邪之由心肝转出阳明，达于气分，是初在第三层，今在第一层，最为佳兆矣。今晨热势已缓，诊脉洪数汗出不多，舌苔白黄。叶氏所谓：邪留三焦，可望战汗之门户，转疟之机括也。既非正疟，故寒热未分。兹拟辛凉复辛温法，清泄达表，俾从气分入者，仍从气分出也。

淡豆豉三钱，活水芦根一钱(去节)，桂枝五分，连翘二钱，生石膏八钱，滑石一钱，知母三钱，鲜淡竹叶四十片，天花粉三钱，生甘草八分。(《颜氏医案》)

(《文医半月刊》1937 年 7 月)

【编者按】

伏暑化火而成痉厥，乃邪入厥阴、阳明之明证。方用羚羊白虎汤、一甲煎、凉膈散，清热熄风，固属正治，然石膏仅用一钱，药轻病重，难以熄阳明风火。初起病在气分，清气熄火之力不足，传至血分，再予犀角地黄合白虎汤气血两清。后因食复而旁出阳明腑实证，腹满、谵语、汗出皆实热内结之象，防其再厥，果断施以调胃承气，釜底抽薪，而得神清热退。后又见发热，寒少热多，大热如焚，乃以白虎加桂枝汤治其温疟，清透达表。此时石膏增至八钱，终使弥漫三焦之气火渐熄。

秋温　秋燥

秋燥吐血兼伏暑症

刘蔚楚

孔丽川，盛暑因商务逾月奔驰，季秋病发，余往诊则在秋末矣。

病者壮热烦渴，微喘不食，吐血盈盘，舌干红，因卧而不能起，目张而不能合，时或似睡非睡，则盗汗出，溺短便结，脉洪数。余曰：此燥甚伤其肺胃津液，中西药或太涩，或太散，未当也。

喻嘉言引《内经》"秋伤于燥，上逆而咳，发为痿厥"，著《秋燥论》①，订正"秋伤于湿"，一"湿"字亥豕之讹②。费伯雄谓：解经者多湿燥混淆，推喻公独具只眼，惟论中拘定秋不分不燥，未得圆相，因申明燥者干也，对湿言之也……立秋后，湿气去，燥气来，初秋尚热，则燥而热；深秋既凉，则燥而凉，以燥为全体，而以热与凉为之用，须兼此两义，诚精核之言。余谓天气有变化，燥病须察热与凉，亦不必拘定初秋深秋也。

秋云暮矣，而脉症纯热。肃降肺胃，宜清金保肺饮。金钗斛、南杏仁、瓜蒌仁各三钱，茜草、沙参各二钱，去二冬、蛤粉、玉竹、芩、贝，加鲜杷叶、鲜枸杞根、冬桑叶、茅根、熟薏仁肉、侧柏炭各三钱，布包旋覆花、旧贯众炭二钱，煎服。另多与以生梨、藕汁，又以汁下旧十灰散二服，每服钱半。

---

① 《秋燥论》出自清代喻昌《医门法律》卷四《伤燥门》。
② 源见"鲁鱼亥豕"，将"亥"误写成"豕"，泛指文字讹误。清代钱谦益《南滁望滁阳王庙》诗："故事亥豕讹，残书蠹鱼饱。"

三剂，喘定热退，血减，盗汗止，仍不寐不食，不能起。询得冒暑劳苦，已觉时有不适，其为先伏暑热，发于秋燥，热燥合伤其营液，亦可诊而知者也。拟玉女煎去牛膝，用生石膏一两、知母四钱、麦冬二钱、粳米一小杯，和服鲜生地一杯，奈舌赤退。次日复赤，余曰：叶天士谓热病初不甚烧，有清导之而反大烧者，烧退再烧者，舌忽变色者，是伏邪外达，甚则肢冷寒战，是正邪相争，脉无变象，则不必多疑。余仍前方三剂。

溺渐长，大便秘，未思食。以润肠丸法，导其下，以通其中上，是导出伏邪，滋生营液之法。蜜浸麻仁、秦艽各三钱、大黄二钱、桃仁一钱、皂角二钱半，去归尾、羌活，加甘草八分，大便得下，舌色退。次日复纯赤如朱砂，计已三次，治病亦已九日矣。虽纳粥，盗汗早止，而热多，血由唾中带出，神志默默，不能起坐，药效颇迟。

余心焦惩，乃决意以重剂白虎与之。生石膏八两、知母一两、旧稻谷五钱、甘草八分，另煎贯众炭、生地炭各三钱，水磨犀角与数分，和服。越日始能起坐，不大渴，而血未全止，脉右寸关沉数，应从滋降不腻立法也。鲜茅根八钱、重楼、金线金钗斛、真建兰叶、知母各三钱，紫菀、郁金、茜草、生龙骨、牡蛎各二钱，旧百草霜①、盐泡黄柏各一钱，藕汁已连日必用，即以此汁送下旧十灰散，每次一钱。十服，血全止，脉转濡数。此时宜滋水制火养肾，败龟板（酥炙）、大生地、知母各三钱，盐水泡黄柏一钱，加熟蕤仁肉、川续断、杜仲、锁阳各三钱，女贞子、沙参、桑椹、百合、麦冬、合欢皮、鹿衔草各二钱，牛膝钱半，此大补阴丸加降润法，共治月余乃瘳。（《遇安斋证治丛录》）

（《医学杂志》1926 年 6 月）

【编者按】

冒暑奔波，先伏暑热，发于秋燥，症见壮热烦渴，微喘不食，吐血盈盘，溺短便结，脉洪数，乃燥邪内郁所致，宜喻氏清燥救肺汤主之。清燥救肺汤以

---

① 百草霜为稻草、麦秸、杂草燃烧后附于锅底或烟囱内的黑色烟灰，具有止血、消积、解毒散火的功效。

石膏、桑叶清火透邪,引阳明火邪外达,亦有人参、麦冬气阴双补,阿胶润燥止血,确系对症良方。宣透燥邪,清金降火,恢复肺之肃降,石膏所当必用。如此则肺金之燥热得以清宣,肺气之上逆得以肃降,诸症自除。若清宣不及,则燥邪化火,火升血涌。火不熄,则血不止。其病为实,邪实不去,徒以清金保肺或凉血止血,皆非根本。六日后,大便秘,未思食,乃阳明热邪由经传腑之象。所幸第十日"决意以重剂白虎与之",石膏增至八两,隔日即能起坐而大渴有减,使病现转机。

辛淡降气治秋温夹饮案

袁跃门

[病者]陆啸梦,年三十岁,住本城县桥南。

[病名]秋温夹饮。

[原因]肥胖之体,气弱多疾,平素嗜酒太过,多啖厚味。偶感秋温,肺气不利,以致积痰酿热,阻遏气机,脾失展愉之司,肺失肃化之权,渐成支饮。

[症候]上气喘满,咳吐痰沫,胸膺隐痛,膈气不利,胃呆食少,口淡乏味。

[诊断]脉寸关弦滑而数,舌苔薄白而腻。《脉经》曰:弦脉主饮,滑脉主痰。脉症合参,乃温气搏结,积饮停痰为患也。《金匮》谓:喘在上焦,其息促,太阴湿蒸为痰。《内经》曰:脾胃为生痰之源,肺为贮痰之器。盖水谷入胃,除散精之外,其势下趋,乃气化由州都而出,无所为饮也。惟脾有积湿,胃有酿热,湿热交蒸,脾胃先有顽痰,胶黏不解,然后入胃之水,遇痰则停,不能疾趋于下,饮病由斯而成也。

[疗法]仿吴鞠通氏,治温病喘促,用《千金》苇茎汤例①,按其法而增

---

① 《温病条辨》卷一四十七条:"太阴湿温喘促者,《千金》苇茎汤加杏仁、滑石主之。太阴湿温喘促者,《千金》苇茎汤加杏仁、滑石主之。《金匮》谓喘在上焦,其息促。太阴湿蒸为痰,喘息不宁,故以苇茎汤轻宣肺气,加杏仁、滑石利窍而逐热饮。若寒饮喘咳者,治属饮家,不在此例。"

进之。

处方：鲜苇茎一两，旋覆花二钱(包)，广郁金二钱，白茯苓三钱，白冬仁三钱，粉防己二钱，栝楼皮三钱，广橘红二钱，光杏仁三钱，石膏屑五钱，白芥子二钱，生苡仁三钱，枇杷叶三片，温六散①三钱(包)。

二帖。

二诊　咳嗽略稀，气旅渐平，惟痰咯甚多，黏腻不爽，胸膺仍痛，脉滑大，舌白滑而腻，阳明之痰热熏蒸，肺不清肃也，再以清理肺胃，顺气化痰。

二方：生桑皮三钱，旋覆花二钱(包)，仙露夏钱五分，广橘红钱五，玉苏子二钱，光杏仁三钱，瓜蒌皮三钱，生枳壳一钱，广郁金钱五分，生石膏五钱，象贝母三钱，鲜竹茹二钱，枇杷叶三片，白苇根五钱。

二帖。

三诊　诸恙均减，咯痰浓厚，再从和胃化痰。

三方：仙露夏一钱五分，川象贝三钱，白茯神三钱，广皮红一钱五，花粉片三钱，叭杏仁三钱，生苡仁三钱，白芦根五钱，生桑皮三钱，广郁金一钱五分，福泽泻二钱。

[效果]连进三剂而痊。(《大德医室验案》)

(《医界春秋》1931 年 4 月)

【编者按】

秋温夹饮，乃外邪失于疏散，积痰酿热而成。方用辛凉甘淡，佐以降气化痰。石膏辛凉解肌，发散秋温之表，是为要药。并用苇茎汤、温六散及茯苓、防己，甘淡利湿，使在里之饮从小便而出。旋覆花、杏仁、枇杷叶皆降气之品，气降则痰顺，此即《丹溪心法》所谓"善治痰者，不治痰而治气，气顺则一身之津液亦随气而顺矣"。

---

① 温六丸(散)出自明代吴崑《医方考》治白痢方，滑石六两，甘草五两，干姜五钱，为细末，姜汁为丸。此为六一散加干姜法。《丹溪心法》已有此方，名温清丸。若作散剂，名温六散。

葛根芩连汤治秋温下利案

张泽霖[①]

刘君，秋温一候，邪蕴上焦，身热有汗，恶风头晕，胸次满闷，不时干呕，大便自利，诊脉浮数而滑，舌赤苔腻微黄。内伏暑湿，外感新凉，表病未解，里热渐盛，邪在太阴、阳明。幸居卫分，不致传营，只防气急。方主仲师栀豉与葛根芩连法。

香豆豉三钱，川雅连八分（先煎），广藿梗二钱，煨葛根二钱，淡黄芩钱五，焦山栀钱五，苏荷尖八分，白蔻仁五分，白通草八分，荷梗一尺（去刺）。

二诊　夜间烦躁，大汗淋漓，翌早体温稍减，呕宁，便仍溏泄，按脉数象较缓，苔色黄腻而滑。上焦痰浊，中宫暑湿，互相蕴阻。治拟泻心加减。

连翘壳三钱，苏荷尖八分，大豆卷三钱，炒黄芩钱五，川雅连八分（另煎和服），均干姜一钱，益元散三钱，法半夏钱五，生苡仁三钱，五爪橘红一钱，方通草八分，灯心二分。

三诊　入晚未有壮热，大便只下二次，咯出痰涎颇多，胸部亦觉宽畅，邪从吐汗而解，病象渐退佳征。爰处温胆加味，以祛痰宣肺而肃留热。

连翘壳三钱，酒黄芩钱五，象贝母二钱，宋半夏钱五，绿毛橘红钱二，赤苓三钱，飞滑石三钱，杏仁三钱，炒枳壳钱五，二青竹茹三钱（去屑）。

四诊　各恙已退八九，尚有余邪未净，仍步原法增删。

瓜蒌皮三钱，象贝母二钱，炒黄芩钱五，江枳壳钱五，宋半夏钱五，橘红钱五，方通草八分，焦山栀钱五，黄郁金钱五，二青竹茹三钱。（《植林医庐验案》）

《神州国医学报》1933 年 4 月）

---

①　张泽霖(1909—1966)：字沛恩，笔名植林、质灵，江苏泰州姜堰人。1924—1928 年投师本邑名医江晴岚门下，1931 年自设诊所。求治者络绎不绝，诊务之外终日手不释卷。精内科、妇科。1952 年与同道组织利民联合诊所。曾任泰县卫生协会副主任、蒋垛卫生院院长、泰县政协委员、泰县人民代表。与全国中医界名流陆渊雷、叶橘泉、时逸人书信交往颇多，叶橘泉曾为其书联："杏林春暖，橘井泉香。"子张筱霖，毕业于山东医学院，曾任兴化县人民医院(今兴化市人民医院)院长。

【编者按】

症见"身热有汗,恶风头晕,胸次满闷,不时干呕,大便自利,诊脉浮数而滑",是为邪在太阳、阳明,宜葛根芩连汤主之。太阳与阳明合病者,必既有太阳之表发热恶寒,复有阳明之里自利或呕。仲景选用葛根之旨,原葛根为太阳、阳明合病中风表证,解肌发汗之药。葛根芩连汤两解表里,葛根发表,升清阳,所以治阳为阴遏之病,芩、连清里热,治热实未结之下利。《伤寒论》原方葛根用汉制半斤,本案仅用二钱。温病家有"柴胡劫肝阴,葛根竭胃汁"之戒,可知乾嘉以来,江南温病学说盛行,用药崇尚轻清,而于麻、桂、姜、附之温,芩、连、膏、黄之凉,皆不敢用。综其故,以伤寒、温病辨证不明之故。不知此所以劫肝阴、竭胃汁,皆温病误温之变证。翌日"体温稍减,呕宁,便仍溏泄",用药对症,然药轻病强,解之不及,溏泄未止,再以半夏泻心汤泻其心下热结。便次减后,仍有胸次满闷,咯痰颇多,小陷胸汤亦可参用。盖病由内伏暑湿所起,初期藿梗、荷尖、荷梗、益元散等祛暑之品随证出入,后以清热祛痰而愈。

冬　温

育阴摄纳治冬温喘逆案

袁跃门

［病者］周益仙祖母，年逾八秩，青浦县珠葑乡人，现迁居城内县后街张宅。

［病名］冬温喘逆。

［原因］古稀之年，脏真衰弱，感受冬温之气，肺不肃降，发为喘咳气逆。

［症候］呼吸气促，喘息不宁，卧不着枕，身热，头额多汗，咳痰不快，大便秘结，喉舌干燥。

［诊断］脉尺虚，右寸关动数，舌根粗糙尖红。肾脏气弱，阴虚阳浮，不司藏纳，上逆为喘。盖肺主出气，肾主纳气，二藏失司，出纳失职。今温邪扰酿，最有喘逆之变。

［疗法］以摄固下真，上病当实下焦，仿《金匮》肾气法主之。

处方：蛤粉炒熟地三钱，北沙参三钱，旋覆花二钱（包），沉香片四分，山萸肉一钱五分，淮山药二钱，生赭石五钱，茯神三钱，肥牛膝（盐水炒）三钱，大天冬二钱，京川贝二钱，知母三钱，紫胡桃肉二个。

二帖。

［再次诊治］

［原因］立春节后，天气暴热，又感温邪，骤发喘厥。

［症候］精神疲乏，呼吸不利，咳嗽喘息，身热时熇，阳亢火升，头额

多汗。

［诊断］脉数时中止，名曰促脉，乃阴虚津涸之征也。越昨邀予诊治，予适因有事往松，改请某医诊治。见其呼吸喘逆，断谓年迈之人，阳气衰微，恐有暴脱之变，随书参附回阳之剂，急进之。喘息益甚，颧红火升，急邀予诊。予谓阴虚阳亢，喘逆痰升之病，况感受春令之暴温，清火滋阴之药不暇，再投益火之剂，反助其势而病益剧矣。

［疗法］急以壮水之主，以制阳亢意。

处方：京元参三钱，元武版五钱，肥牛膝三钱，旋覆花二钱（包），西洋参一钱，蛤粉熟地四钱，伽南香三分（磨），生赭石五钱，天冬三钱，肥知母三钱，戈半夏[①]八分，抱茯神三钱，五味子四钱。

二帖。

二诊　身热已清，喘息平顺，咳嗽痰鸣，胸部觉闷，脉滑而软，舌质红润，再以清降。

二方：西洋参八分，川贝母二钱，伽南香三分，仙露夏钱半，旋覆花二钱（包），叭杏仁三钱，野郁金一钱，瓜蒌仁三钱，海浮石三钱，肥知母三钱，玉苏子三钱，天冬二钱，白冬仁三钱，枇杷叶二大片。

三剂。

［效果］第二病，一方用壮水之主，以制虚阳之浮越，喘降火平，病随药而去。第二方，改用清金，顺气化痰，三剂而告痊。（《大德医室验案》）

（《医界春秋》1931 年 4 月）

【编者按】 ┈┈

古稀之年，真阴亏虚，感受冬温之气，肺失肃降，发为喘咳气逆。此肺肾

---

① 可参考曹炳章《增订伪药条辨》卷三论苏州戈制半夏："不但各地仿制作伪，且现洋托民信局去购，亦多赝品。因该地信局，与伪半夏店订有私约，与信局以重大回扣，而寄来仿单，亦属相同，惟半夏色黯不香，无玉桂气。戈老二房真者，其色黄亮，气香有玉桂气。欲购真者，必须托邮局汇洋挂号，寄苏州闾门临赖路戈老二房半夏店，则不致误购伪品耳。且戈半夏方虽秘制，大约与《本草纲目拾遗》内'宋公夏'相类，有肉桂，性温燥。炳章实验治寒湿痰上壅气喘，确效。凡治阴虚热痰气喘，苟误服之，必因燥热而咳血自汗，愈速其死矣，尤当注意之。"

同治之案,重在育肾阴而助纳摄,佐以理肺平喘而痉。

桑菊饮治冬温咳嗽吐血

蔡东荣

[病者] 琼山海口区,黄某,二十余岁。

[病名] 冬温咳嗽吐血。

[病因] 素不慎起居饮食,兼司书牍过劳,致冒冬温而起。

[症候] 初起时,微恶寒发热,鼻塞声浊,咳嗽吐血,胸微痛,口干,舌苔白,舌尖绛,二便赤涩。

[诊断] 诊得两手脉弦数而劲,右手寸关带浮滑之象。合症与脉参之,系冒冬月温邪无疑。微恶寒发热,鼻塞声浊,邪尚在表。温热火邪,克伤肺金,故咳嗽吐血,瘀血挟痰,结在胸中,故胸微痛。口干,舌苔白,舌尖绛,二便赤涩,皆系温邪挟瘀挟痰为患于内,而形现于外者如此耳。

[疗法] 法当先外解温邪,用桑菊饮为君,兼用和血止血、散瘀除痰、宁嗽滋液之品以佐之。

处方:桑叶二钱五分,杭菊花二钱五分,杏仁三钱,连翘二钱,苇根三钱,甘草一钱,桔梗二钱,薄荷七分,生地黄一两五钱,丹皮三钱,川贝母二钱,加十灰散三钱(冲服)。

次诊 前方服一剂,微恶寒发热外邪已解,鼻塞声浊亦清,但咳嗽吐血不止,仍前方加减。

次方:生地黄一两五钱,丹皮三钱,桑白二钱五分,杭菊花二钱,杏仁三钱,桔梗二钱,苇根三钱,川贝母二钱,侧柏叶二钱五分,山栀二钱,甘草一钱,雪梨汁一杯,藕汁一杯,加十灰散三钱(冲服)。

三诊 前方服一剂,咳嗽吐血止其大半,尚未了了,仍依前方加减。

三方:生地黄一两,丹皮三钱,茜根二钱,地骨三钱,杭菊花二钱,苇根三钱,桔梗二钱,桑白皮二钱,川贝母二钱,款冬二钱,侧柏叶二钱,加藕汁一杯,京墨少许。

[效果]前方服一剂,咳嗽吐血全止,热退身爽,胸亦不痛,诸证俱平而愈矣。后用清补数剂,调理而康。(《爱松堂医案》)

(《杏林医学月报》1932年1月)

【编者按】

冬温咳嗽,微恶寒发热,所施桑菊饮能解风温轻证。然又见吐血,口干舌尖绛,两手脉弦数而劲,右手寸关浮滑,为温邪化火之象,火热逆升上窍而咳血,此非辛凉轻剂力所能及,石膏所当必用。石膏辛凉能散,有解肌透邪之力,又清气火实热。《吴鞠通医案》卷二以石膏治冬温案两则可参。气火得清,吐血自止,止血之品亦可不用,此即见血休止血之义。

湿 温

化浊汤治湿温案三则

周雪樵[1]

湿温之症,种类甚多。其病所,大都在肠胃,肠胃各处,其神经最多而敏。治之失宜,易于不起,治之而得宜,则见效之速,亦有不可思议者。年来此病甚多,爰录周君雪樵医案数则于下。(编者识)

周雪樵云:去年七月,内人患此症。初不以为意,而内人素性不肯服药,仆亦听之。至五六日,病情忽重,其状恶寒发热,热高一百零三华氏度,头痛胸痞,渴甚而不能饮,数日不食,亦不大便,苔白腻如粉而厚。与以饮食,绝不知味,口出秽气,数尺外即闻之,神思迷糊,语无伦次,大有垂危之势。乃自制化浊汤[2],以厚朴为君,佐藿香、黄芩、前胡、腹皮、佩兰、枳壳、香豉、栀仁等,而加玉枢丹以降之,一剂后热竟全退,神思亦清。但苔腻如故,大便不行,仍不进食。乃以清泻药通其大便,兼以平胃散法调理之。至五六日后,食始知味,又二三日乃愈。

---

[1] 周雪樵(?—1910):字维翰,江苏常州人,久居苏州。廪贡生,精通医学,兼知西学。约于1903年迁居上海,次年创办《医学报》及医学研究会,提倡引进西洋医学,以"熔铸中外,保存国粹"。1905年,又会同蔡小香、丁福保、何廉臣、王问樵等,联络各地医会,组建全国性质的医学团体"中国医学会",提出其宗旨为:改良医学,博采东西国医理,集思广益。1907年应聘赴晋,任山西医学馆教务长,次年辞职,游北京,后返上海。思想开明,倡言中西医汇通。著有《西史纲目》。

[2] 《湿温时疫治疗法》引周雪樵方,主治:绞肠痧,乃湿温热伏,又夹酸冷油甜,猝成霍乱,欲吐不得吐,欲泻不得泻,眩冒烦躁,肠中绞痛,甚则肢厥转筋,服飞马金丹,俟吐后、泻后者。处方:川朴钱半,杜藿梗一钱,青子芩钱半,前胡一钱,佩兰叶一钱,大腹皮一钱,小枳实一钱,淡豆豉钱半,焦山栀钱半,紫金片二分(开水烊冲)。服法:水煎,冲生萝卜汁服。

朱雅南之二哲嗣[①]达哉，于去年之秋，兄弟夫妇同就学于沪，其来也，途次感冒，复饥饱不节，至寓而病。头晕、发热、胸痞、作恶、吐出痰饮甚多。初以涤饮剂治之，热益重，至一百零四华氏度，周身瘫痪，口出秽气，苔腻如粉，神识迷蒙，其兄甚焦急。以前制化浊汤治之，重加苏梗。一剂得大汗甚澈，热竟全退，神气亦清。但大便亦六七日不行，秽气苔色仍如故。用前方加减，入制大黄三钱下之，一剂不知，再加生大黄二钱，又二剂，乃得大便。秽气顿已，食亦渐进。告之曰：病已去矣，但以饮食调理之自愈，不必服药矣。又四五日乃起。此君体质甚强，十余年无病，故其病深且重。

今年四月初，同乡汪太史渊若之次子，年四岁，亦病此症，但尚不能自言其苦，屡屡惊厥。有一次厥去一点钟许，家人意为死而哭，幸复苏，数夕不得眠，邀余治之。见其容惨白，头垂倒，神思倦怠，喉间咯咯有声，脉滑数，知其痰极多。按其腹满而软，曰不食数日，不应有此，殆有食积。以表候其腋下，得零二数，曰口中之度，必零三华氏度许也。其汗则黏腻非常，泣而无泪，渴且嗜饮。然卧时覆以被，不知自去之也，知必有表邪。又每以手自按其头，知头必有痛胀等事。口中亦有秽气，数步外即可嗅而知之。因知亦为化浊汤之症，亦以此方与之，而改苏梗为苏子，用玉枢丹四分。未服药之前尚惊厥，请推拿者推之，始已。服药至数分钟，忽呕出胶痰两大堆，约一小钟许，黏厚成块。又数点钟后，得大便一次，极臭而多，其色黑，此夕即能安卧。明日复诊，则热退神清，病竟全去。以搜捕余邪之法治之，次日即下地行走如常。

按此类之症颇有异同，其愈之时日亦有迟早。大抵苔白如粉者，以川朴为主药。口有秽气，则玉枢丹亦最要。惟其分两，则视大便之结否为断耳。

（《医学杂志》1922 年 10 月）

【编者按】 ⋯⋯⋯⋯⋯⋯⋯⋯⋯⋯⋯⋯⋯⋯⋯⋯⋯⋯⋯⋯⋯⋯⋯⋯⋯⋯⋯

周氏治湿温，每以自制化浊汤解表化湿，并用玉枢丹（紫金锭）辟瘟解毒。此化浊汤，仿《伤寒论》栀子厚朴汤、栀子豉汤之意，以厚朴为君，厚朴为

---

① 哲嗣：对他人儿子的敬称。

化湿除满要药而兼有表性，豆豉解阳明温病之表，枳实、前胡、腹皮理气化痰，黄芩清热除湿，藿香、佩兰芳香化浊。若兼便闭，则加大黄，合入小承气汤，下其热结，须见舌苔厚腻，方可攻下。

细辛治少阴湿温案

张大燨

青浦顾雨田注释，凌秉衡录

《爱庐医案》系古吴张大燨氏遗著。其自序云：将平生得心应手之方，稍集一二，以广流传，窃喜获效于前，故目之曰经验方。余初见于柳宝诒所辑四家医案，仅十余则，常以未窥全豹为憾。今于友人处，借得《爱庐医案》抄本一集，读之，见其审证立方，井井有条，用药丝丝入寇。又有顾君雨田，逐条注释，是集之精华，更可一目了然，洵足以为临证之一助。故特借录，投刊杂志，以免湮没，而表先贤之学术，公诸同好云尔。秉衡附识。

金左，表热四候，额汗如淋，汗出肤冷，汗收热灼。消滞、泄邪、清补，诸法已遍尝矣。诊脉虚细，惟尺独滑，舌苔已净，胃纳稍思。细绎脉症病情，不在三阳，而在三阴。考仲圣有发热一条，是寒邪深伏少阴之阳。今乃湿温，余邪流入少阴之阴，良亦少年肾气之不藏所致。治当宗其旨，变其法以进。拟补肾阴，泄肾邪，一举两得，可计热解汗收。

炒枯熟地五钱，枸杞炭一钱，炒独活一钱，茯苓三钱，北细辛三分，五味子七粒，炒牛膝五分，丹皮一钱。

［注释］表热固似表病矣。然风伤卫，不应有肤冷之症，以风为阳邪，而卫为阳气，以阳从阳，两阳相合也。寒伤营，不应有汗出之症，以寒主闭涩，气不外通也。乃热经四候，则阴液之受灼已深。脉形虚细，则阴血之亏微特甚。尺部独滑，则阳邪下陷阴经之症据。顾何以知湿温余邪流入少阴之阴？盖湿本伤阳，阳不固则有汗，阳已惫则阳随汗泄而肤冷。乃热久伤阴，阳邪即从虚

陷。阴分之热,从里达表,故无汗之时,又见热灼。额为阳明经脉所营,又为心之部。汗淋亦因阳伤不固,而热蒸上泄也。舌净胃开,为气分之邪已解之明证。故曰病情不在三阳。又寒邪伤少阴之阳,尺脉不应见滑。即发热亦是外连太阳,而非少阴阳蒸。故虽有外热,全属阳虚,此则阴为阳陷。邪自阳分传至阴经,阳分无邪,故反见虚象。阴为热灼,故尺滑而身又热。

复诊 热解已净,自汗亦收,脉滑已和,纯乎软弱,神情向倦,而虚象旋著。拟转补养。

人参须一钱,炙杞子一钱,山药三钱,丹皮钱半,熟地五钱,山萸肉钱半(炒),泽泻五分,云苓三钱,炙草三分,炒杜仲三钱,生牡蛎七钱。

[注释]滑已和,邪之去也。软弱,正之虚也。而神情向倦,尤为正气虚微之据。惟阳因阴而亏者,阴药尤须重用耳。(《爱庐医案》)

(《中医杂志》1928 年 6 月)

【编者按】

少阴湿温,病机阐述所论已详。身热而脉虚细,尺部独滑,表证而见里脉,较纯表证难治,治以清热敛阴而兼解表法。阴为热灼,熟地、丹皮、茯苓清利少阴热邪,枸杞炭、五味子敛阴止汗。湿为阴邪,又有汗出肤冷,以细辛、独活由里达表,引邪外出。《伤寒论》麻黄附子细辛汤以麻黄、细辛解少阴之中风表证,麻黄辛开宣泄,为发汗纯表药,而细辛为里证之表药,味辛气温,入少阴而除在里之寒邪。后以人参及六味地黄补养气阴而愈。

调胃承气汤治湿温案

袁跃门

[病者]张仲达,年逾五旬,青浦北门七间村人,迁居城内典当弄口,

陶宅。

［病名］湿温。

［原因］时序三气，征火当旺，内蕴湿热，感受温气而发。得病时，略觉肢寒，大便溏泄，腰脊酸疼。前医认谓寒湿伤阳，误投温肾健阳之剂（益智、白术、故纸等药），服后湿热非但不清，温气反增，病势加剧，改延予诊。

［症候］身热二候不解，汗泄黏指，热势颇重，昼上较淡，下午至暮分甚壮，甚则神昏谵语，咯痰浓厚，气短胸窒，大便秘塞，小溲短黄，手臂略现红疹。

［诊断］脉来右部数甚，左手弦滑，舌苔根浊粗厚，舌边红碎，系邪热内灼阳明之经，渐归胃腑，肠胃成结热之征也。

［疗法］急清阳明经腑之邪，以泄伏热，俾得表里两清，使胃肠不致有结热也。

处方：清豆卷三钱，青连翘三钱，全瓜蒌五钱，白杏仁三钱，生石膏五钱，淡黄芩二钱，片枳实钱半，江山栀二钱，肥知母三钱，花粉片三钱，川木通钱半，鲜竹茹三钱。

二帖。

次诊 身热日晡尤甚，谵语仍作，大便不解，热邪内炽，致口渴心烦，湿蔽清阳，故胸痞泛恶，热蒸包络，则神昏谵语，脉右滑数，左关弦大，舌苔糙黄而厚，根腻。恐邪识火盛，有瞀厥之变，治在气营两清。以黑膏①合白虎进之，使营分之邪，转出气分而解。

处方：鲜杭地八钱，肥知母三钱，青连翘三钱，朱茯苓三钱，西香豉二钱（打），川雅连四分，净银花三钱，全瓜蒌三钱，生石膏八钱，淡片芩三钱，江山栀三钱，江枳实一钱半，鲜竹茹、叶三钱廿片，川木通一钱。

三诊 湿为黏腻之邪，热为薰蒸之气，湿热互结不化。太阴之气机失展，阳明之升降乏权。热蔽心包，则神昏谵语。邪滞肠胃，则气促便秘。身

---

① 黑膏：出自《肘后备急方》卷二《治伤寒时气温病方第十三》，"治温毒发斑，大疫难救。生地黄半斤（切碎），好豉一升，猪脂二斤。合煎五六沸，令至三分减一，绞去滓，末雄黄、麝香如大豆者，内中搅和，尽服之。毒从皮中出，即愈。"

热甚于暮分,呻吟失眠,咯痰稠腻。脉右数实,左弦滑大,舌苔厚黄,罩灰,边胖尖刺。治再通幽降浊,调胃承气法主之。

三处:生纹军三钱,元明粉八分,海南槟二钱,朱茯神四钱,益元散荷叶三钱(包),生粉草一钱,全瓜蒌三钱,白杏仁二钱,连翘心三钱,北沙参三钱,枳实片一钱半,肥知母三钱,山竹叶二钱。

二帖。

四诊 昨进调胃承气法二帖,肠中漉漉鸣响,浊热仍不下趋。乃素嗜烟癖,火燥津伤,肠中气液枯涩,燥屎不能润达下行。脉弦实,舌苔粗黄根厚,口渴引饮,神昏耳聋,谵语不已。治再承气合五仁汤,冀其燥矢下趋,邪热可有出路。

处方:生纹军三钱,瓜蒌仁三钱,郁李仁二钱,鲜金斛四钱,番泻叶一钱五分,元明粉一钱,杏仁泥三钱,连翘仁二钱,京川贝二钱,青竹叶二十片,肥知母三钱,火麻仁三钱,川楝肉一钱五分,牡丹皮一钱五分。

五诊 两进承气涤热之方,大便下宿垢甚多,其色焦黄,干结,矢气并转。素体阴亏耗之质,肠中津液不能濡泽。气不畅顺,咯痰浓厚,光亮如晶,日夜吐出盈碗。卧寐安宁,入睡仍作谵语,乃阳明余热未清也。脉来右滑,左濡细,舌苔化薄。治再清理阳明,以泄浊道中之余热。

处方:鲜金斛四钱,京川贝三钱,花粉片三钱,生丹皮一钱半,活水芦根一两,仙露半夏二钱,白杏仁三钱,橘络白二钱,生杭芍一钱半,肥知母三钱,密银花三钱,抱茯神三钱,麻仁泥一钱。

三帖。

六诊 病退正气初复,营卫未和,寐则盗汗淋漓。咯痰厚黏如晶,仍不减少。际此暑火时令,阳明正气,急宜清养。脉来濡软,舌苔光红。治再鞠通氏益胃汤增进之。

处方:北沙参三钱,川贝母三钱,麦门冬二钱,生丹皮一钱半,鲜荷花瓣一钱半,玉竹片二钱,肥知母三钱,当归身一钱半,生杭芍一钱半,鲜谷穗一握,鲜霍斗四钱,叭杏仁二钱,抱茯神三钱,鲜苇根八钱。

三帖。

七诊 大病新瘥,胃阴已复,纳谷渐增,咯痰亦清,寐寤安宁。惟知天命之年,下焦肝肾气乏,不时腰酸背疼,头旋耳鸣。脉尺部软弱,寸关和缓。治再和阴清源,兼揖下焦。

处方:西洋参一钱,滁菊花二钱,川柏片一钱半,湖广术一钱半,生杭芍一钱半,制狗脊三钱,女贞子三钱,云茯苓三钱,霍钗斛六钱,生杜仲三钱,麦门冬二钱,鲜莲子十二粒,鲜桑椹四钱(蒸透)。

五剂而痊。(《大德医室验案》)

(《医界春秋》1931 年 2 月)

【编者按】

表证先经温补误治,病势转剧。症见身热汗泄,热势颇重,下午至暮分甚壮,甚则神昏谵语,便秘溲黄,阳明腑证已成。《伤寒论·辨阳明病脉证并治》云:"阳明病,下之,心中懊恼而烦,胃中有燥屎者,可攻……若有燥屎者,宜大承气汤。""二阳并病,太阳证罢,但发潮热,手足漐漐汗出,大便难而谵语者,下之则愈,宜大承气汤。"此时即当予大承气汤峻下热结。然疗法虽云"急清阳明经腑之邪,以泄伏热,俾得表里两清,使胃肠不致有结热",首诊用白虎清阳明气分热盛,及一味枳实利气导滞,总嫌力薄。且病不在血分,黑膏亦不必用。三诊起改用调胃承气汤,仍不及大承气汤峻下热结之效,连进两剂,"肠中漉漉鸣响,浊热仍不下趋",行气导滞之力逊,燥屎未下。三承气汤,仅调胃承气汤一方,硝、黄、甘草同用,以治伤寒吐后腹胀满及胃气不和谵语,此变方也,不足为法。而大、小承气两方,皆不用甘草,以枳实、厚朴行气导滞,可知承气汤方不以硝黄为主药,而以枳朴为主药,方名承气,即其意也。

三仁汤治湿温案

翟冷仙

[病者]林左,年二十余,住姜樊乡,务农。

［病名］湿温。

［原因］夏月湿阴在内，炎暑蒸外，人感是气即病。戊辰六月十七日，林某往田工作，猝遇大雨而起。

［症候］一起即恶寒发热，头身疼痛，不能平寐，寐则懊憹，坐则身摇不定，气逆不舒，头汗频频，少腹拒按，大便溏粪，溲溺澄之则浑，脚状似躁而不烦。

［诊断］脉沉小而滑，舌苔厚白，不渴面黄，时而发赤。伏气在阳明太阴，中气实则病在阳明，中气虚则病在太阴。凡二经之表病多兼少阳三焦，里病多兼厥阴风木。此乃伏邪在于太阴也。

［疗法］清之则湿甚，燥之则热甚，润之则黏腻难解，汗之则昏迷，下之则洞泻不止。拟杏、蔻、苡、通、滑、朴、半、苓、陈皮、旋覆、竹叶、枇杷叶等味，轻开肺气。气行则湿行，湿行则病已。

处方：飞滑石三钱(绢包)，白通草一钱，粉甘草三分，白蔻仁六分(研，后下)，光杏仁三钱，薏苡仁三钱，川厚朴一钱，制半夏一钱五分，云茯苓三钱，陈皮一钱五分，旋覆花一钱(绢包)，青竹叶卅片，枇杷叶三钱(刷去毛)。

复诊 前服三剂，汗透热微，仍进前方，轻开肺气。

次方：原方。

三诊 前方又进三剂，服后诸状息减，便行苔退，继用醒脾和胃，诸药调理之。

三方：炒神曲三钱，制川朴七分，炒枳壳一钱五分，制半夏一钱五分，云茯苓三钱，砂、蔻衣各七分，广藿香一钱五分，六一散三钱(绢包)，籼米三钱，鲜石斛三钱，南花粉三钱，青荷梗尺许(去刺)。

［效果］一候内服三剂而汗透热微，后仍进前方三剂，便行苔退。继用和胃醒脾清肺诸法，约三星期，其病乃愈。(《碧荫书屋新医案》)

(《中医世界》1931 年 8 月)

【编者按】

《温病条辨·上焦篇》："湿温者，长夏初秋，湿中生热，即暑病之偏于湿者也。"湿为黏腻之邪,表湿汗法可以解之,若里湿踞于三焦,则治之颇难。湿在三焦,每易转化湿热,若治以寒凉,则寒可助湿,治以辛热,则热从燥化,治当辛温芳香与淡渗利湿并举,则上焦得开,中焦得宣,下焦得利,而湿浊得化。湿无下法,当宣畅三焦气机,并利小便。本案证属三仁汤之治,然病起淋雨后,一起即恶寒发热,头身疼痛,此湿温之来,尚不离太阳一经,畏桂枝之温,或于三仁汤中加荆芥、防风、薄荷辛温轻剂,以为功效倍于本方。

栀子豉汤治湿温案

丁甘仁[①]

门人王慎轩编,再门人王南山录

张左,湿温六天,身热有汗不解,胸闷泛恶,口干欲饮,饮而不多,舌苔薄腻而滑,脉象濡滑而数。阳明之温,太阴之湿,蕴蒸气分,漫布三焦,虑其增剧,姑宜清解宣化。

清水豆卷六钱,黑山栀一钱半,仙半夏一钱半,酒炒黄芩一钱,赤茯苓三钱,炒枳壳一钱,苦桔梗一钱,飞滑石三钱(包),通草八分,地枯萝三钱,炒麦芽三钱,炒竹茹一钱半,甘露消毒丹四钱(包煎)。

复诊 身热渐退,胸闷纳少,小溲不清,舌苔薄腻,脉象濡滑,湿热痰滞未楚,脾胃运化无权,今宜宣气渗湿。

清水豆卷四钱,生苡仁四钱,光杏仁三钱,象贝母三钱,赤茯苓三钱,福泽泻一钱半,通草八分,陈广皮一钱,仙半夏二钱,制川朴八分,制苍术八分,佩兰梗一钱半,佛手八分,甘露消毒丹四钱(包煎)。

三诊 湿温身热已退,胸闷苔腻,小溲淡黄,脉濡滑不静,余邪湿热未

---

① 丁甘仁(1865—1926):字泽周,江苏武进人,近代著名中医临床家和教育家,与费伯雄、马培之、巢崇山并称"孟河四大家"。1917年创办上海中医专门学校,两年后又创办女子中医专门学校,培养中医人才,成绩卓著。于临床,打破常规,经方、时方并用治疗急症热病,开中医学术界伤寒、温病统一论之先河。代表著作有《喉痧症治概要》《医经辑要》《药性辑要》《孟河丁氏医案》等。

楚,再宜宣气渗湿,去疾务尽之意。

清水豆卷三钱,仙半夏二钱,生苡仁三钱,通草八分,光杏仁三钱(不打),象贝母三钱,赤茯苓三钱,福泽泻一钱半,新会皮一钱,制苍术八分,制川朴八分,鲜藿香二钱,鲜佩兰二钱,甘露消毒丹四钱(干荷叶包煎,刺孔)。

(《苏州国医杂志》1934 年夏季)

【编者按】

阳明温病表证,以栀子豉汤为主方,后世银翘散、连朴饮皆从此方化出。明清温病学家每易豆豉为清水豆卷,以作发汗解表之轻剂。豆卷通达宣利,清热利湿,外可清解表邪,内可分利水湿,多用于暑湿湿温之表证。丁甘仁治湿温,属湿热并重者,常佐甘露消毒丹避秽化浊,王士雄誉之为"治湿温时疫之主方"。并用黄芩、滑石、赤苓、通草、地枯萝等清热利尿,俾三焦湿热之邪从小便而去。

柴胡和解枢机治湿温案

丁甘仁

门人王慎轩编,再门人徐观涛录

李左,湿温十三天,身热晚甚,胸闷泛恶,渴喜热饮,舌苔腻布,脉象濡滑。此无形之伏温,与有形之痰湿互阻,少阳、阳明为病,宜和解枢机,芳香化湿。然湿为黏腻之邪,最难骤化,恐有缠绵增剧之虑。

软柴胡八分,仙半夏一钱半,粉葛根一钱半,清水豆卷八钱,赤茯苓三钱,枳实炭一钱半,海南子一钱半,姜竹茹一钱半,泽泻一钱半,六神曲三钱,藿香叶一钱半,地枯萝三钱,甘露消毒丹五钱(包煎)。

二诊 湿温十五天,身热晚甚,渴喜热饮,胸闷泛恶,白痦隐隐,布而不透,咳嗽膺痛,咯痰不爽,苔白腻,脉濡滑。内蕴之湿热,渐由枢机而外达,痰湿互阻,肺胃宣化失司,远虑增剧。再宜和解枢机,宣气化湿。

清水豆卷八钱,净蝉衣八分,银州柴胡一钱,赤茯苓三钱,福泽泻一钱半,通草八分,飞滑石三钱(包煎),枳实炭一钱,藿香梗一钱半,制川朴八分,象贝母三钱,川郁金一钱半,炒苡仁三钱,甘露消毒丹四钱(包煎)。

三诊 湿温十七天,身热较轻,胸闷泛恶,渴喜热饮,白痦布而甚多,脉濡数,苔白腻。咳嗽咯痰不爽,伏邪痰湿交阻,少阳太阴为病,还虑变迁。再宜疏气分之伏邪,化太阴之蕴湿。

清水豆卷六钱,净蝉衣八分,光杏仁三钱(不打),象贝母三钱,赤苓三钱,泽泻一钱半,枳实炭一钱,制苍术八分,制川朴八分,仙半夏一钱半,藿香梗一钱半,冬瓜子、皮各三钱,甘露消毒丹四钱(包煎)。

四诊 湿温二十一天,身热已退,咳痰不爽,胸闷不思饮食,舌苔白腻满布,脉象濡滑。伏邪蕴湿,逗留膜原,太阴为病,还虑缠绵增变。今宜芳香淡渗,助阳化湿。

熟附片八分,清水豆卷四钱,光杏仁三钱(不打),象贝母三钱,赤茯苓三钱,泽泻一钱半,仙半夏一钱半,藿香梗一钱半,佩兰梗一钱半,陈广皮一钱,制川朴八分,制苍术八分,甘露消毒丹四钱(包煎)。

(《苏州国医杂志》1934 年夏季)

【编者按】

丁甘仁治湿温,见身热晚甚,胸闷泛恶,每用柴胡和解少阳枢机。认为湿温病势缠绵,邪在三阳,而少阳半表半里为枢机,和解枢机可引邪外出;且湿温每易热化而归于阳明,又常配伍葛根清阳明之热。然读《伤寒论》可知,柴胡为少阳中风表证之主药,寒热往来,身热且恶寒。湿温表证,若身热不恶寒,并非少阳中风表证,栀子豉汤为正法,柴葛自不必用。且《伤寒论》并无柴胡、豆豉同用之法。葛根亦非清阳明里热之药,《本草正义》所论最符合仲景选用葛根之旨:"葛根,气味皆薄,最能升发脾胃清阳之气,《伤寒论》以为阳明主药,正惟表寒过郁于外,胃家阳气不能散布,故以此轻扬升举之药,捷动清阳,捍御外寒,斯表邪解而胃阳舒展,所以葛根汤中仍有麻黄,明为阳明表寒之主药,非阳明里热之专司。若已内传而为阳明热证，则仲景自有白虎诸法，非葛根汤之所宜用。其葛根黄芩黄连汤方，则主阳明协热下利，貌视之颇似专为里有实热而设，故任用芩、连之苦寒，则葛根似亦为清里之品。抑知本条为太阳病桂枝证医反下之之变，邪热因误下而入里，里虽宜清，而利遂不止，即以脾胃清阳下陷之侯，葛根只以升奉陷下之气，并非为清里而设，此皆仲师选用葛根之真旨。"可知葛根并非清阳明里热之药，阳明里热自有白虎诸法，葛根芩连汤用葛根乃太阳阳明表证未解，故以之解表，葛根实为解阳明表寒之主药。

小柴胡合桂枝白虎汤治湿温案

丁甘仁

门人王慎轩编，再门人徐观涛录

赵童，湿温已延月余，身热朝轻暮重，有时畏冷背寒，热盛之时，谵语郑声，渴喜热饮，小溲短赤，形瘦骨立，纳谷衰少，舌质红，苔薄黄，脉象虚弦而数，白疹布而不多，色不显明。良由病久正虚，太少之邪未罢，蕴湿留恋膜原，枢机不和，颇虑正不敌邪，致生变迁。书云：过经不解，邪在三阳。今拟小柴胡合桂枝白虎汤加减，本虚标实，固本去标为法。

潞党参一钱半，软柴胡一钱，生甘草五分，仙半夏二钱，熟石膏三钱，朱赤苓三钱，炙远志肉一钱，川桂枝八分，通草八分，福泽泻一钱半，焦谷芽三钱，佩兰叶一钱半。

二诊 进小柴胡合桂枝白虎汤加减，寒热渐退，谵语亦止，白疹布而渐多，脉象濡数，苔薄黄，太少之邪已有外达之势。口干不多饮，精神疲倦，谷食衰少，正气已夺，脾胃鼓舞无权。今拟制小其剂，扶正祛邪，理脾和胃，冀其胃气来复，自能入于坦途。

潞党参钱半，软柴胡一钱，生甘草五分，仙半夏二钱，云茯苓三钱（辰砂拌），生葛根一钱半，嫩白薇一钱半，佩兰叶一钱半，广橘白一钱，川通草八分,生、熟谷芽各三钱,姜一片,红枣三枚。

(《苏州国医杂志》1935 年春季)

【编者按】

　　身热朝轻暮重,有时畏冷背寒,渴喜热饮,纳谷衰少,脉象虚弦而数,是有太阳、少阳中风表证之候。又见热盛之时,谵语郑声,小溲短赤,舌红苔黄,白㾦布而不显,乃阳明风温热蕴之象。故以桂枝、柴胡解太阳、少阳表证,并用白虎汤清阳明风温。所用熟石膏即煅石膏,然退热必用生石膏。石膏一经火煅,其清透之性全失,易宣散之性为收敛,为外科疮疡生肌收口药,用于九一丹、八二丹等。陈修园曰:"石膏见火则成石灰,今人畏其寒而煅用,则大失其本来之性。"

附子理中汤治湿温误治案

丁甘仁

门人王慎轩编,再门人徐观涛录

　　范童,初起间疟,寒短热长,继因饮食不节,转成湿温。身热早轻暮重,热盛之时,神识模糊,谵语妄言,胸痞闷,泛恶,腑行不实,舌苔灰腻满布,脉象滑数。良由伏温夹湿夹滞,蕴蒸生痰,痰浊蔽蒙清窍,清阳之气失旷。与阳明内热者,不可同日而语也。颇虑传经增变,拟清温化湿,涤痰消滞,去其有形,则无形之邪,自易解散。

　　淡豆豉三钱,嫩前胡一钱半,薄荷叶一钱,净银花三钱,连翘三钱,赤苓三钱,半夏二钱,藿香一钱半,佩兰一钱半,炒枳实一钱半,姜竹茹一钱半,神曲三钱,菖蒲八分,荷叶一角。

　　二诊　服前方以来,诸恙渐轻,不过夜则梦语如谵之象。某医以为暑热薰蒸心胞,投芩、连、益元散、竹叶、茅根等,转为脐腹胀满,泄泻无度,食不知饱,渴喜热饮,身热依然,舌灰淡黄,脉象濡数。此藜藿之体,中气本虚,寒凉太过,一变而邪陷三阴。太阴清气不升,浊阴凝聚,虚气散逆,中虚求食,有似除中之象。阴盛格阳,真寒假热,势已入于险境。姑仿附子理中合小柴胡意,冀其应手则吉。

熟附块一钱半,炒潞党二钱,炮姜炭六分,炒冬术二钱,炙甘草四分,云茯苓三钱,煨葛根一钱半,软柴胡七分,仙半夏二钱,陈广皮一钱,炒苡仁三钱,炒谷芽三钱,红枣二枚,荷叶一角。

三诊 温运太阴,和解枢机,连服三剂,身热泄泻渐减,胀满亦松,脘中虽饥,已不多食,均属佳象。惟神疲力倦,渴喜热饮,舌淡黄,脉濡数无力,中虚脾弱,饮水自救,效方出入,毋庸更章。

炒潞党二钱,熟附片一钱,炮姜炭三分,炙甘草五分,大砂仁八分,陈广皮一钱,炒白术二钱,炒苡仁三钱,炒谷芽三钱,荷叶一角。

四诊 服前药三剂,诸恙均减,原方加炒淮山药三钱。

(《苏州国医杂志》1935 年春季)

【编者按】

某医以为暑热熏蒸心胞,投以寒凉之剂,致使脾阳受损,寒湿凝聚,转为脐腹胀满,泄泻无度。中气本虚,而突然求食,似除中之象,此由三阳病误治,以致里虚而邪传太阴。表里俱病,伤寒以救里为先,故用附子理中汤温运太阴,回阳祛寒。仍有身热泄泻胀满,诸表证不除,故用柴胡、葛根解少阳阳明之表,终使病现转机。

温中法治湿温案

蔡少卿

花悲秋录

农人刘景友者,住一号圩,因插秧冒雨,遂病身困肢倦,寒热日作,朝轻暮重,乃湿温症也。延某医治之,寒热少愈,即停药勿服,病势日加,转邀余治。其症手足转筋,大便溏泻,四肢逆冷,脉伏苔白。乃曰:病缘脾阳素虚,运输无权,故湿淫久蕴,复招寒凉,阳更不运,遂致湿困寒凝。夫寒湿之气,既不克燠煦温化,固难免不随脾阳而下陷也,病虽似霍乱,而实则湿温兼脾阳下陷者也。为今之计,急当温中回阳,迨阳气得运,而弥漫阴邪,自可透扬外露矣。乃处温运回阳,佐健脾利湿法如下。

川桂枝一钱,熟附块一钱五分,煨葛根二钱四分,广藿梗二钱四分,广橘皮一钱五分(络一钱),宣木瓜二钱四分,生熟谷芽各三钱,土炒白术二钱四分,川根朴一钱,云茯苓三钱,煨荷叶一圈。

服后,手足转温,至翌日晨,复形清冷,而增多汗,脉搏迟软,苔腻而薄,中饥求食。夫肢得回温,脉现迟软,苔色薄腻,中饥求食,是脾胃有醒运一机,中阳有输动之象。但卫表失固,汗液外泄,阴阳不得和翕,陡生脱离之变,故肢暖而复冷也。倘其一厥不回,祸逼眉睫矣。今之治法,单运阳则阴不得固,徒固阴则阳不得运,必敛阴运阳,双管齐下,庶乎营卫和翕,不致阳陷阴越。倘得脏气转运,卫表敛固,亦万幸也。乃于前法,加和阴之品进之。

川桂枝一钱,老山根朴一钱,奎潞党二钱四分,福泽泻一钱五分,杭白芍水合炒二钱,淡干姜四分,云茯苓三钱,粉甘草八分,浮小麦六钱,炒车前子三钱,生附片八分,煅牡蛎四钱。

此药服后,即令安舒静卧,以养阳气来复,约至午夜,汗果敛止,四肢亦觉渐温,盖阴阳已得和谐矣。但虚羸之体,阳气和运,湿尚未化,痦点虽现,继而复隐,当此邪实正虚之候,急应辅正祛邪,庶不致陷入险途。处方如下。

熟附片八分,佩兰一钱二分,炒泽泻二钱,生粉草六分,带皮苓三钱,炒潞党一钱五分,杭白芍水合炒一钱五分,煨葛根一钱,法半夏一钱,川桂枝六分,陈皮一钱,焦薏仁二钱,炒车前子二钱。

服药后半晌,觉精神快愉良多,手足温暖,白痦满布,苔色全化,身热口渴,脉搏弦滑。盖阳气得运,湿邪随气分而化,症势已由险入夷矣。即进清化湿邪,以豁余波,但饮食起居,仍须谨慎静养为宜。

薏仁,赤白苓,通丝,藿佩梗,黄芩,江枳壳,熟谷芽,广皮,川朴花,薄荷梗,车前子①。

服此剂后,诸恙渐次向愈。后以食养尽之,约一周左右,已能扶杖步履矣。

悲秋按:夫六气之伤人也,恒随人身脏气之阴阳为转移,因脏气有偏阴偏阳之区别,而病理之现象,遂有阴胜阳胜之倾向。本病者乃脏寒湿胜之体,自然疗能力本减退,今又为阴寒之气所抑制,肠胃固有之抵抗力不支,病毒乘势内陷太阴,故见滑泻肢冷,脉伏苔白,全见一盘阴柔之性。黏腻之质,笼罩其阳气,不得透扬之候,其手足转筋者,亦是寒湿阴凝,阻遏阳气,不克弛张之故。《内经》云"诸寒引收",又云"寒则涩不能流",即此候也。但病毒既已陷入太阴,欲望其还到胃肠(病入脏为难治,入腑为易治),当然仍借此固有之抵抗力,建此拨乱反正之功(此理宋爱人先生论之最精,仆崇膺已久,恨未深加领会耳)。一俟病毒还到胃肠,胃肠之燥化自显,而病毒当然亦渐从热化,故吾师进温运回阳后,抵抗力振作,病毒由内达外,故滑泻止而脉透扬,阳气运而四肢暖矣。但最可惧者,惟在中阳得运之后,而卫表又虚,大汗淋漓,四肢反冷,顿生阳陷阴越之变,盖阳虚之体,其皮肤肌腠必宽舒。今进兴奋之剂,其血液循环顿形逐进,行及于末梢神经,故手足得暖,但皮肤既宽舒,其汗腺忽受血压温度之刺激,当然要起逐进分泌之作用,故汗液亦随而泄。但中枢神经初形兴奋,而遽产此幻象,安得谓之佳兆。盖汗液外泄,而阳气更下陷矣,故吾师以急急和翕阴阳为要务。而一进次剂后,果然阴平阳秘,精神始治,此虽吾师之运筹得宜,亦属病者之侥幸耳。其最后始现发热口渴,脉象弦滑,白㾦满布等症,此固抵抗力之作用,与胃肠燥化之良能也。

或者曰:"桂附本为心脏衰弱,脉现沉微迟软,及脱汗四肢挛急而设。今湿菌迷漫,笼罩气机之闭证,乌得遽进此辛热燥烈之品。"余曰:"是有间也,本病为阳虚之体,心力素形衰弱弛缓。今病毒侵淫于里,心脏右房、左房收血发血之功能,恐由不振而趋于麻痹,故现四肢转筋,肢冷脉伏。其脉伏者,气机不舒,病毒内陷致然,其脉搏亦必迟软,看次诊脉症便知。此时病型,顿

---

① 原文此方无剂量。

成湿菌箧罨于外,心力衰弱于内之局势,故用桂附以逐进血液循环,使心力兴奋,血液得以运输。正气托于肌表,以建辅正气祛病毒之功,复用朴藿开其气机,故脉可透而肢可暖,病毒亦得借此抵抗力而透扬于外,于是湿温病型始形正式。不如此,不足以挽此狂澜也。"

再数进温阳之后,阳始得运,而肠胃之燥化又现,故口渴身热,但治病惟求其生理复常为依归,是又不能不进寒品监之,殊不致贻跨驴越头之讥。须知湿温病,阴阳反复无常,故是案亦前后寒温并进,此无他,不过矫正生理之反常而已。(《慎思医庐验案》)

(《医界春秋》1936 年 9 月)

【编者按】 ·······

脾阳素虚,复招寒凉,阳更不运,遂致湿困寒凝,既有"手足转筋,大便溏泻,四肢逆冷"之太阴虚寒里证,又有身困肢倦、寒热日作、朝轻暮重之湿温表证。先以术附温运回阳,兼顾解表化湿,属表里同治之法。药后阳气来复,四肢回温,中肌求食,但仍形寒又增多汗,恐其汗出而厥,故与温中剂中合入桂枝汤调和营卫。此后瘖点虽现,继而复隐,乃正虚而无力祛邪外出,故益气温阳与祛湿并施,使阳气得运,湿邪随气分而化,症势由险入夷。

芳香宣化治湿温案

汪逢春[①]

受业谢子衡、刘明言、刘珊亭、李建昌、张百塘、秦厚生等谨撰

前平绥路局职员李景熙,年四十一岁,体质甚健,素嗜茶酒。于二十七

① 汪逢春(1884—1949):原名朝甲,字凤椿,悬壶北京时改名"逢春"。祖籍江苏苏州,自幼随兄学举子业,兼从吴中名医艾步蟾习轩岐术。1938年成立北京国医分会,当选会长。创办《北京医药月刊》,任主编。其《汪逢春医案》涉及疾病36种,共计140例病案。

年二月中旬，忽然感冒，曾服宣散之剂而不解，身壮热六日不退，邪有内传之势，嗜卧谵语。家人皆惊慌失措，遂延吾师往诊焉。师曰：此湿温之症，即俗所谓第二种伤寒是也。遂处芳宣香达之剂，连进五帖，身热始退。继投苦泄甘淡之味，两剂而安。兹将方案胪列于后，以供诸同道之研究。

初诊（二月二十日）　身热六日，头痛掣及左耳之后，两目懒睁，咳嗽甚微，恶心，舌苔白腻浮黄质绛，一身疼痛，痉则两手抽掣，大便自泄两次以后，五日未通，小溲色赤，左脉细小而滑，右弦滑而数。素嗜茶酒，外感温邪。治以清香宣化，佐以苦泄之味。明日一候能得热退为吉。

白蒺藜三钱（去刺），嫩前胡一钱，制厚朴钱半，川连七分（同炒），苦杏仁三钱（去皮、尖），建泻片三钱，省头草一钱半（后下），家苏子钱半，姜竹茹三钱，焦薏米三钱，鲜佛手三钱，莱菔子二钱，象贝母四钱（去心），香豆豉三钱（焦山栀钱半同炒），赤苓皮四钱，真郁金钱半，鲜枇杷叶三钱（布包），保和丸五钱（布包），西秦艽钱半（酒炒）。

白蔻仁三分、酒军二分（二味同研细末，以小胶管装好匀两次药送下）。

二诊（二月二十一日）　身热略退，右足不温，左偏额上作痛，昼轻夜重，舌苔黄厚，口渴，小溲色赤，身痛虽减，烦躁不舒，两脉弦滑而数。病七日，湿温挟滞，蕴蒸阳明，再以轻香宣解，苦泄通腑。一候热退，最为上吉。

白蒺藜三钱（去刺），香豆豉三钱（焦山栀二钱同打），省头草钱半（后下），苦杏仁三钱（去皮、尖），丝瓜络三钱，嫩前胡钱半，全瓜蒌五钱（枳实二钱同打），家苏子钱半，白蔻衣钱半，嫩桑枝五钱，朱连翘三钱，薄荷细枝七分（后下），莱菔子三钱，焦薏米三钱，西秦艽二钱，赤苓四钱，猪苓四钱，建泻三钱，真郁金三钱，方通草一两（煎汤代水）。

上上制厚朴三分、酒军三分（二味同研细末，以小胶管装好匀两次药送下）。

三诊（二月二十二日）　身热渐退，舌苔白腻质绛尖碎而痛，得痉较安，左边头额近发际入夜作痛，两足已温，大便通而不畅，小溲亦少，胸闷善怒，左脉细弦而滑，右细数而弦。酒家湿热太甚，气不流利。拟再以分渗化湿，宣达足太阳经。

白蒺藜三钱(去刺)，嫩前胡一钱，香砂平胃丸五钱，苦杏仁三钱(去皮、尖)，赤苓四钱，省头草钱半(后下)，朱连翘三钱，鲜枇杷叶四钱(布包)，白蔻衣钱半，猪苓四钱，焦薏米三钱，建泻三钱，块滑石五钱(布包)，大豆卷三钱(焦山栀钱半同炒)，制厚朴钱半(川连七分同炒)，真郁金三钱，瓜蒌皮一两(枳壳一钱同打)，鲜柠檬皮三钱，绿茵陈三钱，小木通七分，朱灯心一钱，方通草一两(煎汤代水)。

四诊(二月二十三日)　身热渐退，头痛减而不止，食多则其痛较甚，舌苔白滑浮黄质尖绛，大便未通，小溲渐畅其色亦淡，胸烦善怒，左脉弦滑，右细濡。酒家湿热留恋阳明有外泄之意。拟再以昨法加减，佐以通腑之味。

白蒺藜三钱(去刺)，嫩前胡七分(葛花五分同炒)，香砂平胃丸五钱，全瓜蒌五钱(苦楝子钱半同炒)，省头草钱半(后下)，朱连翘三钱，鲜枇杷叶三钱(布包)，真郁金三钱，大豆卷三钱(焦山栀二钱同炒)，制厚朴钱半(川连七分同炒)，块滑石五钱(布包)，小木通一钱，焦薏米三钱(白蔻衣钱半同炒)，猪苓四钱(朱赤苓四钱同炒)，绿茵陈三钱，朱灯心一钱，鲜佛手三钱，建泻三钱，苦杏仁三钱(去皮、尖)，枳椇子三钱。

羚羊角一分、酒军三分、落水沉香一分(三味同研细末，以小肠管装，匀两次药送下)。

五诊(二月廿四日)　身热将退净，大便通而不畅，舌苔黄厚且腻质绛，头额痛掣左偏脑部，两脉弦滑，昨宵得寐甚安，表邪虽解，湿热积滞与肝胆之热互相蒸腾。拟再以轻泄苦化，佐以清解通腑之味。

白蒺藜三钱(去刺)，朱连翘三钱，鲜枇杷叶三钱，小木通一钱，真郁金三钱，省头草一钱五分(后下)，家苏子一钱五分，香砂平胃丸五钱(布包)，朱灯心一钱，绿茵陈三钱，葛花五分，苦杏仁三钱(去皮、尖，炒)，块滑石五钱(布包)，枳椇子三钱，鲜佛手三钱，猪苓四钱，朱赤苓四钱，建泻三钱，焦薏米三钱，白蔻仁钱五分。

羚羊角一分、酒军三分、落水沉香末二分(三味同研细末，以小胶管装好，匀两次药送下)。

六诊(二月廿五日)　热已退净，大便三次仍未畅利，左边后脑时觉掣痛,左脉细弦右弦滑。湿热积滞化而未楚,肝胆之热尚甚。拟再以轻泄苦降,甘淡化湿。

白蒺藜三钱(去刺),鲜枇杷叶三钱,肥知母钱半(盐水炒),焦薏米三钱,冬瓜子一两,粉丹皮钱五分(青香蒿钱五分同炒),香砂平胃丸五钱(布包),苦杏仁三钱(去皮、尖,炒),绿茵陈三钱,小枳实钱五分,朱连翘三钱,块滑石五钱(布包),小木通一钱,白蔻衣钱五分,焦山栀钱五分,制厚朴钱五分(川连七分同炒),全瓜蒌一两(家苏子钱五分同打),朱灯心一钱,朱赤苓四钱,建泻三钱。

上上落水沉香二分、酒军三分(二味同研细,以小胶管装,匀两次药送下)。

受业等谨按:伤寒之症法当宗麻桂宣散祛邪,然北地天高气燥,正伤寒[①]症实所仅见,其常见者湿温症耳,故治法师其意而不拘其法。恐辛温劫汗反助其热也,若以苦寒清热则湿浊益滞。古吴叶氏云:湿为黏滞之邪,最难速已。当以芳香轻透,湿浊始能渐化。此症虽属湿温而兼有停滞,且素嗜茶酒,其湿热蕴蓄已非一日,故以前胡、豆豉、薄荷辛凉宣解其表,省头草、沉香、郁金、三仁汤之属芳香化浊,更以厚朴、川连、莱菔子、酒军苦泄通腑。前后五次之方,皆宗此意,略有损益,使其滞化而湿去,身热退而病自瘥矣。六诊则以青蒿、丹皮、知母等味泄降余邪,淡渗苦化而全其功焉。(《泊庐医案》)

(《北京医药》1939 年 1 月)

【编者按】

《伤寒论》原书非专为伤寒而设,温病汤方居多。其论苔与舌者仅七条,可知全书辨证不重苔舌。后世温病学派,徒据舌苔,而疏于脉证。一见腻苔,便断为湿邪内滞,"治以清香宣化,佐以苦泄之味",则失之远矣。本案"曾服宣散之剂而不解,身壮热六日不退,邪有内传之势,嗜卧谵语",乃风温表证误用辛温,使邪热内陷,而变证蜂起。凡头痛身痛列入太阳病,胃家实

---

① 正伤寒:冬令感受寒邪而即发的疾病。《伤寒全生集》卷一:"夫伤寒者,自霜降后至春分前,天令严寒,水冰地冻而成杀厉之气,人触犯之,即时病者,为正伤寒。"

大便不通则属阳明病，胸闷、胸胁苦满则属少阳病。头痛而恶寒者，为正阳太阳病；头痛而兼胸闷欲吐者，为太阳少阳病；头痛而兼便闭者，为太阳阳明病；若头眩胸闷欲吐，而大便硬结者，为少阳阳明病，此为三阳见证归纳法。

本案初诊症见：头痛掣及左耳之后、一身疼痛、恶心、胸闷、大便五日不通，是为风温在三阳合病。风温为表证，表病本当以汗解。而风温戒发汗者，以其不可以辛温之麻、桂、柴、葛、姜、辛等药发汗，此类皆为中风、伤寒辛温解表之药，专主温散。而白虎、栀豉二方，为治风温、温病之主方，因石膏、豆豉为辛凉发汗解表药也。可参《伤寒论》219条："三阳合病，腹满身重，难以转侧，口不仁，面垢，谵语遗尿……白虎汤主之。"风温在三阳合病，邪传阳明里证，主方为白虎汤。本案既属邪在三阳合病，当主辛凉解表，而温病家每以芳香宣化治之，宣透不及，变相迭出，治之棘手。延至六诊，仍有头痛未除。

烂 喉 痧

栀子豉汤治丹痧案

张汝伟[①]

梅幼,十七岁,常熟。

身热一候,临风而卧,热从内闭,心烦躁扰,微咳,头面丹痧隐约。频进表散,有汗不解。咯血鼻红,便坚溲赤,苔黄舌红,唇焦齿垢,口渴而泛甜,两目红丝,肝肺胃三经均热。如见瘛疭神昏,则危殆矣,拟半夏泻心法。

炒香豉,黑山栀,姜制栝蒌仁,川贝母,绿豆衣,姜汁炒川连,细生地,朱翘心,炒银花,枇杷叶,焦枳实,鲜地栗煎汤代水[②]。

二诊 服药后,身热减,丹痧密布,胸间已透白㾦,溲赤,便更未畅,口腻而甜。拟芳香泄浊、辛凉清营方。

苏藿梗,凉膈散,仙半夏,益元散,炒香豉,炒淡芩,车前子,川贝母(天竺

---

① 　张汝伟(1895—1966):名谔,江苏常熟人。师从唐均良,精内科,尤擅于妇、儿、喉科,颇多心得。生平治学严谨,博览群书,勤于笔耕。初悬壶于当地,1927 年移居上海。1914 年即参加上海神州医学总会任委员。1917 年得同邑曹仁伯所著《琉球百问》,即重录刊印,并加附按语,阐述己见。1924 年任《常熟医学会月刊》编辑。抵达上海以后,曾先后执教于上海中医专门学校、上海复兴中医学校(兼该校校总务主任)。还担任全国医药联合会宣传委员、中央国医馆上海分馆学术委员等职。并主编《医学指导录》,与吴克潜合编《医药新闻》,与金哲明合编《中医药情报》等期刊。中华人民共和国成立以后,受聘为上海市中医文献馆专职馆员、上海医史编辑委员会委员、上海市中医药学会编辑委员会顾问。张氏曾撰有医著 10 余种,其中刊行的有《咽喉病》《养生须知》《临证一得》(油印本),还撰有《医学扶微》《咳嗽辨证》《寿硕医话》《中医妇科学新编》等稿。

② 　原文方剂无药量,后同。

黄合打),佩兰梗,光杏仁。

三诊 湿温交十二日,表热全退,白㾦透足渐回,病势已入港,苔化,根厚腻,大便又多日未解,脉弦滑。宜清营疏化。

冬桑叶,全瓜蒌(元明粉同打),光杏仁,淡竹茹,炒枳壳,冬瓜子,川贝母,猪赤苓,黑山栀,肥知母。

伟按:此症经多医表解不应,诊时扬手掷足,抓床扯席,其势甚剧,幸得一剂而平。未用犀、羚、牛黄,引邪入心之故技。自始至终,仅十日即能起床食饭。方药平淡,步骤尚觉正饬不乱,故特录之。(《临床一得录》)

(《神州国医学报》1933 年 5 月)

【编者按】

虽云"拟半夏泻心法",实为栀子豉汤。本案症见身热、心烦躁扰、丹痧隐约,又频进表散,有汗不解,证属温病表证。可参《伤寒论》:"阳明脉浮而紧,咽燥口苦,腹满而喘,发热汗出,不恶寒反恶热,身重。若发汗,则心愦愦,反谵语……栀子豉汤主之。"栀子豉汤为阳明温病表证用治,后世"银翘散"即出自此方。温病表证栀豉汤证,入里则承气汤证,表解乃可攻里。温病表证不可发汗,以豆豉解温病之表,栀子清里热。

初诊方用黑山栀、绿豆衣、川连、朱翘心、金银花,清气分热;又有咯血鼻红、两目血丝等血热之征,兼用生地;热在于表者,若单清气血,亦不能愈,故用豆豉解表。所用地栗煎汤代水,属温病补液利尿法,补液而存津,利尿使热从小便而去。可参吴鞠通《温病条辨》"五汁饮":"太阴温病,口渴甚者,雪梨浆沃之。吐白沫黏滞不快者,五汁饮沃之。注:此皆甘寒救液法也……梨汁、荸荠汁、鲜苇根汁、麦冬汁、藕汁(或用蔗浆)。"本案未见瘈疭神昏,却有心烦躁扰,故不用犀、羚、牛黄,而山栀、川连、淡芩、朱翘心、凉膈散皆清心除烦之剂。

温 邪 丹 痧 案

汤逸生[①]

[病者] 本镇高小学校校长沈柏盦先生之少君，年十岁。

[原因] 风温挟湿袭于太阴、太阳合病。

[症候] 病四日，壮热汗少，胸闷气怯，咳嗽不爽，口燥身痛，烦躁不寐，面部红点隐隐。

[诊断] 脉弦滑数，舌质红，尖有刺，苔白，根微黄。乃风邪袭肺，湿邪阻胃，将发丹痧之喉也。

[疗法] 此邪在气分，当从叶香岩所谓挟风加薄荷、牛蒡之属，挟湿加芦根、滑石之流，合李东垣普济消毒，吴鞠通辛凉轻剂以为清泄之用。

处方：薄荷头钱半，炒牛蒡三钱（打），荆芥钱半，杏仁三钱，桑叶钱半，钩勾三钱，大贝母三钱，银花三钱，连翘三钱，炒麦芽三钱，六一散五钱（包），鲜芦根一两。

复诊 服二剂后，汗得颇畅，丹痧显布，表热稍淡，烦躁未安，里热燥渴犹甚，咳嗽频仍，舌绛有刺。此表邪虽达，热传营分之象，非重用清凉不可。再用：

犀角尖三分（磨冲），鲜金斛五钱（先煎），鲜生地五钱（洗切），鲜沙参五钱（洗切），薄荷头七分，炒牛蒡三钱（打），冬桑叶钱半，钩勾三钱，银花三钱，连翘三钱，六一散五钱（包），鲜芦根一两。

再复诊 服一剂，烦躁得安，汗畅热解，夜来未净，大便不更。宜再清润退热。

鲜金斛五钱（先煎），鲜沙参五钱（先切），光杏仁三钱，嫩钩勾三钱，桑叶

---

① 汤逸生（1879—1936）：名德，以号行。常熟辛庄镇人。汤家世代为医，人称"大石桥汤家"。幼读儒书，通经史，长大习医。因族中有数人在辛庄行医，经人介绍到角直悬壶开业，购屋设诊所于东市上塘街。内外科兼善，内科擅伤寒，兼及疑难杂症，尤擅治夹阴伤寒，疗效卓著。

钱半,银花三钱,连翘三银,川贝三钱,知母钱半,瓜蒌仁三钱(打),鸡苏散五钱(包),鲜芦根一两。

[效果]服二剂,诸象向瘥,惟咳嗽痰多,续用杏仁、川贝、鲜芦根等。调理数服而愈。

[说明]按此症有热不甚盛,不用犀角、鲜生地等,而仅仅初用辛凉发散,继用养津清解者;亦有宜用西河柳者;亦有实热内盛,而应用凉膈散之属者;又有兼喉痛或焮红腐烂,而用石膏、甘中黄之类者;或有寒热泄泻,淹缠久久,脾阳大虚,而变慢惊,反用温补者。毫厘千里,不可不察。爰附列之,用质高明。(《红杏山房医案》)

(《杏林医学月报》1934年6月)

【编者按】

本案丹痧,其症重在痧,而不在咽喉。初起必先急予开达,轻则如薄荷、荆芥,重则如麻黄。治法重在开肺,肺气开则皮毛亦开,自无邪气不透之患。若已从热化,石膏辛凉,解肌宣透,在所必须,桑叶、金银花、连翘亦可参用,此初起一两日之大概情形。若外束风寒入里化热,内蕴火毒鸱张,治宜凉泻攻毒。又有气分血分之偏重,气分者,六一散、凉膈散、玉枢丹等又当兼用;血分者,犀角地黄汤、紫雪散等皆为要药。待邪去而见津亏,方可养阴。温病先表后里,攻补分施,乃《伤寒论》之大法。

麻杏石甘汤以薄荷代麻黄治儿科喉痧案

刑锡波

杨香峰君哲嗣,年十一岁。以去岁冬行夏令,天气异常温燠,入春以来又复乍寒乍暖,以致疹疫盛行,弥漫境内。彼以薄受感冒,兼染疹菌而发。初起即周身壮热,微形恶寒,头痛咽疼,咳声不扬,脘懑气促。先延某医诊视,授以疏风清火之剂,询知大便四日未行,复投以大承气汤一剂,服后大便洞泄如水,咽痛虽愈,而头痛较前倍剧,身体灼热,气闭吸艰。

迨余诊视,肌肤殷红,麻疹隐隐,周身关节痛痹,不能转侧,按其脉,数而且大,右寸混漠不扬,舌尖鲜红,舌根黄腻,脉症合参,此所谓瘟毒疹,亦西医盛传之猩红热也。前医不办证候,遽投承气攻下,误犯中州,致使大便水泄不已。咽痛虽因下而蠲,但稚体幼龄,真阴尚弱,遽与直泻,阴气先伤,虚阳浮越,上冲清窍,遂致头痛加剧。盖此病原在肺胃,法宜轻宣,而乃重浊直攻其下,用药已过病所,原非正治。此证当麻疹未透时,肺气闭锢,卫气不得宣展,故咳声不扬,呼吸喘促,肤腠壅遏,热势益炽,血枯络痹,此关节疼痛所由来也。为今之治,须以宣通肺郁,解肌透疹为君,泄热涤痰为臣,疏膈渗湿固肠为佐,不可寒凉直折,反致遏闭,药贵轻灵透达,方可丝丝入彀①。

为疏第一方:栝楼皮三钱,青连翘二钱,金银花二钱,广郁金钱半,云茯苓二钱,滑石三钱,生山药三钱,浙贝母二钱,牛蒡子二钱,光杏仁二钱,生石膏三钱,路路通钱半。

次日诊视,水泄已止,体温灼热异常,头痛尤剧,体疼麻木,不可屈伸,红疹密布,惟膝下未遍,脉洪弦抟指,齿龈红肿,颊车不利,舌本顽直,颧红回赤,即此数证,可知肺家郁热已寖寖透表。但咳犹不扬,呼吸仍艰,足征肺郁尚未通畅,阳明蓄热内炽,痰热胶固,冲荡厥阴,以致肝阳乘机横恣,升多降少,而成喘促头痛之剧症。仲师之麻杏甘石汤,确为对症之金针,惟以麻黄过猛,仿张寿甫先生,以薄荷代麻黄之例,合豁痰泄壅之品,勿以关节痹着,而误用疏风活络,反助桀为虐也。

为疏第二方:薄荷三钱,光杏仁三钱,生石膏八钱,粉甘草一钱,枯黄芩二钱,川贝母三钱,栝蒌仁三钱,淡竹沥五钱,粉丹皮二钱,霜桑叶二钱,川牛膝一钱半。

第三日视,表热大减,头痛渐退,疹已渐回,而足部疹已透达,病势已大见痊可,惟关节仍痛,咳声犹未大爽,呼吸尚未和协,是肺金未尽清肃,肝阳

---

① 入彀(gòu):形容事态在掌控中。

未尽潜藏,仍当宣肺涤痰,柔肝潜阳为主。至于脉络未和,痹着未去,则当为计议,庶不致泾渭混淆,有碍成功也。

为疏第三方:瓜蒌皮三钱,光杏仁三钱,川贝母三钱,牛蒡子二钱,石决明五钱,桔梗钱半,生紫菀二钱,薄荷二钱,天竺黄二钱,甘草二钱。

连服二剂,至第五日诊视,咳嗽轻扬,颊车便利,热退懋蠲,诸症已渐次痊愈,惟关节犹疼,转侧未能自如,此乃热邪痹着,脉络未和,筋脉舒不之故。宜清宣脉络,舒筋以化余邪,导满以去陈莝,庶胃纳复,而痛自蠲也。

为疏第四方:左秦艽四钱,当归三钱,鸡血藤二钱,威灵仙二钱,川断肉二钱,丹皮二钱,海桐皮二钱,栝楼皮二钱,宣木瓜三钱,川贝母二钱,鸡内金二钱,橘皮络二钱。

服三剂后,身热尽退,麻疹全化,起坐便利,肢节疼痛亦大减,胃纳渐醒,饮食略增,但微有燥咳,是肺中余邪尚未肃清。嘱其照方服用无事加减,连进五剂,诸症悉平,痛蠲胃复而愈。《怀葛斋验案》

（《光华医药杂志》1935 年 6 月）

【编者按】

喉痧初期,痧毒未透,治宜解表。若痧已露者,则宜随其病机,辨证施治。本案先经大承气汤攻下,服后大便洞泄如水,咽痛虽愈,而头痛较前倍剧,身体灼热,气闭吸艰。是中气已伤,而表证仍在。治宜解表透痧,兼顾中焦。解表透痧,麻杏石甘汤为正治之法。然后世畏麻黄之峻猛,而以薄荷代麻黄,此出自张锡纯《医学衷中参西录》。麻黄为宣肺平喘专药,其洞开毛窍、驱邪外出之功,非薄荷可相提并论。所谓峻猛,无非心悸、汗出过多之虞,可以甘草兼制其性,用量得当,何惧之有?

何廉臣《全国名医验案类编》第八卷《时疫喉痧病案》所言直击时弊,引述如下:"疫喉痧一证,不外乎风寒温热瘟疬之气而已。其证初起,凛凛恶寒,身热不甚,并有壮热而仍兼憎寒者,斯时虽咽痛烦渴,先须解毒透痧为宜,即或宜兼清散,总以散字为重,所谓火郁则发之也,俾汗畅则邪达,邪达则痧透,痧透则喉烂自止……麻黄用于喉痧之理由,曹氏心怡阐发最详。其《喉痧正的》①云，瘟疹之邪，郁之深而发之暴，不能自出于表，以至上窜咽喉。苟非洞开毛窍，何以泄其毒而杀其势，此开手所以必用麻黄也……奈近世病家，辄畏麻黄、石膏而不敢服。医者迎合其意，随改用薄荷、蝉衣、牛蒡、银花、连翘、细辛、芦笋、玉枢丹等，或用葱白、豆豉、紫背浮萍、青蒿脑、紫草、丹皮、青箬叶、鲜茅根、太乙紫金丹等，皆轻清芳烈之品，仿洄溪②治温疫之法，服之虽亦能发汗透痧，然总不及麻杏石甘汤之速效。曹氏心怡所谓喉痧一证，历来鲜善治者，以不敢用麻黄畅发其表也。"

攻下法治喉痧重症案

耿耀庭③

烂喉丹痧泄泻一症，最属险要。有冯氏妇，年三十余，其家患喉症，传染数人。此妇初见寒热，咽破肤红，愚与前辈闵纯夫先生同诊，进以清达之方。次早延诊，旋又回覆云，已不可救，请不必去矣。厥后细询其状，乃大泄如注，一夜之间，气急肢凉，神昏目陷，而无救矣。又李姓少妇，年二十余，患此症。初起寒热肤红、头疼肢困。邀诊，进清达之法。次日丹痧大现，咽喉腐烂，加以泄泻，愚遂告以危险。第三日则泄泻不已，神志昏糊，舌赤如朱，脉象沉伏，大局濒危。第四日即谢世。细推其源，乃疫邪深入脏腑，脏气不守，前贤所谓"利则阴亡于下"也。

---

① 《喉痧正的》为清代曹心怡（叔培）撰，刊于光绪十六年（1890年）。
② 徐大椿（1693—1771）：又名大业，字灵胎，号洄溪，江苏吴江县松陵镇（今江苏苏州吴江区松陵街道）下塘街人，晚年隐居在吴县越溪（今江苏苏州吴中区越溪街道）张桥村松毛坞洄溪草堂，清代著名医学家。《洄溪医案》为徐大椿晚年所著，是徐氏诊治临床各科疾病的医案集，屡经重刻，版本众多，流传甚广。
③ 耿耀庭（1870—1951）：字蕉麓，扬州耿氏喉科第五代继承人。承家传，业医。后师从浙江兰溪迁来扬州的喉科名医姜步庭、姜荫庭，遂以"耀庭"为医名。因业务精湛，盛名远播，正式形成了耿氏喉科"庭"字门。1936年在江苏省国医馆医药改进分会成立大会上耿耀庭被当场公推为副会长。著《伤寒类方金匮方歌纂》《张仲景方易记便学册》等。

传闻颜善夫①前辈,以白头翁汤治白喉甚效。初不可解,后遇有烂喉丹痧自利甚者,试以此方加芍药、银花、芦菔英②治之,一药而泻减,二剂而神志渐清、气急渐平,三剂后痧子渐回、白喉渐退而愈矣。后遇此症,治以此方,屡试屡验。考柯韵伯云:白头翁临风偏静,长于驱风,盖脏腑之火,静则治,动则病,动则生风,风生热也,故取其静以镇之。秦皮木小而高,得清阳之气,佐白头升阳,协连、柏而清火。为治热痢之要法,用以治白喉之自利,当不悖谬也③。

林渊如,明经三世兄,患烂喉丹痧三日,甫邀诊视。其时壮热身困,口渴神烦,咽喉白腐,丹痧大现,舌绛少苔,已见邪从热化,即以养阴清肺汤加银翘为治。服后热势不减,复增谵语神糊,舌赤生芒,大便不行,有热传心包之劳,加以紫雪丹,饮以五汁饮。神志较定,大便未通,参以硝黄、竹叶合凉膈之法,得大便干稀及黑酱数次。身热稍衰,丹痧又加毒泡,耳鸣重听,此乃疫毒深重,肝热鸱张。斯时已逾七日,去硝黄,加板蓝根、龙胆草,二服而热象渐轻,丹痧渐回。惟咽喉腐甚,腐及蒂丁,斗底疼痛,不能饮食。次药初用锡类,后则单用珠黄。因思龙雷之火不平,乃六一之水不济,非滋填不可。即以养阴清肺汤,去薄荷,加熟地。初用三钱,服后而痛缓,增至四钱,渐至五钱,而白腐方由渐而退。

(《神州国医学报》1935 年 9 月)

【编者按】

初见壮热身困,口渴神烦,咽喉白腐,丹痧大现,乃阳明气分证,宜白虎

---

① 颜宝:字善夫。瓜洲人。父服贾于外,从兄星伯怜而收之,教之读,并授以方书。星伯死,宝子身走邵伯镇(今属江苏扬州江都区),悬壶于市,无过问者。会真武庙镇葛鸿谟,其子病笃,群医束手;延宝往诊,服药三剂而愈。葛遂为宝置室于真武庙,迎之往,俾就悬壶。四乡闻之,求诊者渐众,药投辄名遂由近而远。士夫之家有疾者,或数百里争延致。宝夏秋间多不肯应聘。或问其故。曰:彼富贵者何患力不能延良医,我出乡里,贫苦者何所诊。贪一人之重金,而弃众贫民之病于不顾,我不忍也。行道数十年,全活甚多。有欲就学者辄拒之,谓读书不成,祇害一身,学医不精,害及众人。故终身不轻以医术授人。年八十卒。著有《伤寒荟英》《本草从经》等书待梓。

② 芦菔:即萝卜。《尔雅》释:"但名芦菔,今谓之萝卜是也。"芦菔英,为新鲜的萝卜苗。王孟英《随息居饮食谱》:"凡一切喉症,时行瘟疫,斑疹疟痢,水土不服,饮食停滞,痞满痧痘,胀泻、脚气、痧毒诸病,洗尽浓煎服之。"

③ 出柯韵伯《伤寒来苏集·白头翁汤》。

汤清解。舌绛少苔非系真阴亏,而是热盛津伤,此津伤乃因热邪而起,治当清气解热,养阴不宜过早;且气火热盛,亦非辛凉平剂银翘所能胜任。清热解肌不及,转入阳明腑实,复增谵语神糊,舌赤生芒,大便不行,此时当予承气辈攻下,而用紫雪散、五汁饮清营养阴,皆非其治。后参用硝黄、竹叶合凉膈之法,攻下热结,使病势渐得扭转。丹痧出疹期宜清解为要,透疹达邪,以免内陷为患。

清瘟败毒饮治烂喉痧案

王子和

梅砚亭先生,二十四岁,住平绥路康庄,乃余之同寅友也。

冬令温燠,燥气流行,适因事赴平,逆旅劳顿,回即发病。初起寒热,头痛,身疼,咽喉疼痛,唇干,面色憔悴。祈愚诊治,脉浮而芤,数近十至,启视喉内右边白腐一块,如瓜子大,余皆红而不肿,舌质红而有白薄之苔,断为猩红热症。为疏养阴清肺汤,取其生津润燥,清喉,佐以辛凉疏解表邪。

杭菊花四钱,粉丹皮三钱,原麦冬六钱,细生地六钱,黑玄参八钱,杭白芍三钱,忍冬花四钱,净连翘三钱,生甘草二钱,淡竹叶一钱,净蝉衣一钱,金果揽三枚(杵),生葛根一钱,苏薄荷一钱五分。

服一剂,得微汗,遍身红痧,异常稠密,而胸颈尤密,直无完肤(红热与白喉之分别处,即在有无痧疹,白喉即或有疹,亦甚稀少,仅见于胸部而已),热度渐退,脉搏六七至,口渴,心烦,喉内白腐增大,蒂丁亦见溃烂,舌鲜红,上现白薄之苔,疫邪仍炽。次方:

生石膏八钱(拣晶莹整块者轧碎),鲜石斛四钱,生甘草一钱,黑玄参六钱,上白沙参五钱,忍冬花四钱,象贝母三钱,藏青果三枚(杵),乌犀角三分(末冲),瓜蒌皮三钱,杭白芍三钱,粉丹皮三钱,莲子心二钱。

外以锡类散,频吹喉内。

次早复诊,喉内白腐悉平,舌鲜红无苔,痧疹较昨尤密,脉弦滑,六至,大便未行。接服:

黑玄参六钱,细生地六钱,龙胆草二钱,甘中黄二钱(按金汁最佳,此地药房无有),生石膏八钱(打碎),鲜石斛四钱,粉丹皮三钱,原麦冬六钱,乌犀角、羚羊角各三分(另煎),鲜菖蒲一钱,莲子心二钱,象贝母三钱。

服后,热退神清,惟大便未行,即于原方内加酒军三钱,大便即下。复以增液和养阴法,调理而愈。周身脱皮如蛇退,疫毒之烈,亦云极矣。

(《国医砥柱月刊》1939 年 2 月)

【编者按】

本案初起寒热,头痛,身疼,咽喉疼痛,一派表证之候,当以疏散宣透为首要。《内经》"火郁发之"之义,热邪由表发散愈多,则内陷愈少。生津润燥不宜过早,否则清滋之生地、麦冬、石斛,逼疫毒内陷于三阴,势必毒滞喉腐。所幸参用葛根、薄荷,得遍身红痧,使疫毒透出为顺。次诊仿余师愚清瘟败毒饮,该方用治瘟疫热毒气血两燔,功效卓然,效在石膏用量独大。石膏为解肌发汗,辛凉宣透之要药,专清三焦气火实热。《疫疹一得》卷下:"重用石膏直入胃经,使其敷布于十二经,退其淫热……生石膏大剂六至八两,中剂二两至四两,小剂八钱至一两二钱。"可知石膏清气火热盛非大剂不为功,量少则杯水救火无济于事。又外吹锡类散,内外并治,效当更速。药后喉腐悉平,痧疹透达,而大便不行,舌红无苔,是邪已外透,热结伤阴之象,故用酒军攻下腑实,导热下行。后以养阴增液而告痊愈。

痢　疾

桂附理中汤治妊娠下痢案

俞道生[①]

桂、附、干姜，中医书谓为碍胎，不宜轻用。虽然，亦当视其体质何如耳。若体偏阴寒，能专用多用，反有安胎之效。仲景《金匮》治妊娠腹痛，小腹如扇，用附子汤。暨余近时治验一症，可证也。

洙泾[②]赵桂馥之室人，平日素患五更泄泻，时发时愈。血中之真火，本属不足，肠胃消化之功用，因之失畅。丙午九月间，适该氏怀孕之后，其泻转甚，因就医于苏垣极时之医。方用左金丸，每剂七分，及黄芩、白芍等药，计服十有七剂。合黄连一两有余，变为痢下五色，脓血杂见，腹痛不纳，脘中懊㱆异常。就近医治，以为胎已损坏，必须用药达下。其家惶急万分，于十月十三日傍晚，遣价飞划相邀。次日黎明，即泛舟往视。

诊其脉弦滑而软，格阳于上，两颧发红，舌苔薄白，并不见黑。胎之不动，以病体疲惫，失其护养，非胎死腹中也。即进以桂附理中辈温热之药，痢下稍减，颇觉相安。其家喜甚，留余复诊，以翼转机。至暮胸中满闷，泛逆频仍，痢下复甚。家人恐终不起，相向而哭。余曰：药与病应，已见微功。惟

---

① 俞道生(1870—1934)：名本立，号立人，原籍浙江乍浦。本姓单，少时过继金山县干巷(现隶属上海)俞姓舅家，改姓俞。幼年好学，攻举子业。因家道清寒，弃儒习医，受业于张堰角里名医侯六如先生，学成悬壶于干巷镇，擅长内妇科，兼治外科。先后传授生徒30余人。平日忙于诊务，无暇著作，留有医案甚多，后于"文革"期间部分散失。现存王文济整理《俞道生医案》。

② 洙泾：即朱泾，今属上海市金山区。

病重药轻，一时难达目的。此必肠脏阴寒太甚，上冲于胃，胃气不得下行，入暮阴气用事，寒为阴邪，同气相感而病甚也。务须每日午前服药一剂，临晚继进一剂，先发制之，以敌其一夜之阴寒，庶几使阴霾之气，转为阳和，病可治也。于是即前方加重分量，昼夜并进，痢遂日减，胃纳渐增。更参仲景桃花汤塞因通用，痢下顿止，惟稍有便溏而已。遂处膏滋调理，方中仍重加姜附瑶桂而痊。次年三月间产一女，母子俱安，蒙赠洞垣一方额以志感云。

（《医学报》1909 年 10 月）

【编者按】

徐灵胎云："病之大端不外乎寒热虚实，然必辨其真假，而后治之无误。"医道之难，难于辨证。痢下五色，脓血杂见，腹痛不纳，脘中懊侬，并见两颧发红，似是热象。然脉弦滑而软，舍症从脉，实为阴寒内盛，格阳于上。太阴少阴虚寒，急当温之，故先以桂附理中辈温阳散寒，使阴霾之气，转为阳和，药后痢遂日减。再诊合入桃花汤，治少阴下利便脓血，塞因通用。桃花汤方用干姜温中，主止血、肠澼下利；赤石脂甘平，主黄疸、泄痢、肠澼脓血，知其非固涩而有通利之效。对症施药，痢下顿止，后以温中膏滋方调理而痊。

痢疾治验三则

颜伯卿[①]

陈懒僧茂才，甲午秋，患下痢，寒热十余日，里急后重。服木香槟榔丸，痢疾瘥，纳呆、体怠、寒热又作。医者以柴葛和解，病稍瘥。不戒油腻荤腥，忽大便水泻，日夜无度，完谷不化，恶寒失音，四肢厥冷，腹痛喜按。延余诊之，脉重

[①] 颜伯卿：字盛周，广东省人。清末民初在宁波白水青松地方行医，颇有盛名，后迁上海行医。1912 年，与余伯陶等共同创办神州医药总会。撰《颜伯卿与刘达人医说》，刘达人评，初刊于清宣统元年（1909），现存宁波茹占印书局刊本。

按沉细而迟,轻手浮大而虚。《素问》云:泄而脉大虚治。《病机》云:厥阴经动,则下痢不止,手足厥逆,宜用续命汤①。此言表邪缩于三阴,当散之之意,即《难经》之风泄,久泄而受风者也。此症始由湿热疟痢又夹食停积,感冒风寒邪入足二阴,元气素虚,用药极难。勉仿小续命汤加减,逆流挽舟法。麻黄一钱、人参二钱、白芍三钱、炒防风一钱、桂枝钱半、附片钱半、制茯苓三钱、土炒白术三钱、干姜钱半、细辛三分、炙草一钱,加伏龙肝八钱,日进二帖。服头煎,当夜深得微似汗,四肢转和,泄泻减半。次日复诊,脉稍缓,重按有神根。用附子理中汤加味,茯苓三钱、土炒于术三钱、炒白芍三钱、干姜钱半、高丽参二钱、炙草一钱、厚附片钱半、五味子五分,三帖。后泻日三次、夜二次,胃口已开,饭后即欲便,腹响时痛,得食则安。此久泄肠空液涸,用实脾固肠法收全功。苍术、白术、厚朴、陈皮、高丽参、炮干姜、炙草、茯苓、肉果霜、诃子肉、砂仁各等分,酒糊为小丸,糯米饮汤送下,日三次,每次三钱。半月复元如神。

【编者按】

先患湿热痢疾,服柴葛稍瘥,后不戒油腻荤腥而食复。症见寒热反复,水泻无度,完谷不化,恶寒失音,四肢厥冷,腹痛喜按,脉重按沉细而迟,轻手浮大而虚,属表病及里,寒邪已入少阴、太阴。处方虽云仿小续命汤,实则以四逆汤合麻黄附子细辛汤温里而兼解表。少阴、太阴合病属寒,当温其里。《伤寒论·辨厥阴病脉证并治》:"下利,腹胀满,身体疼痛者,先温其里,乃攻其表。温里宜四逆汤,攻表宜桂枝汤。"伤寒表里同病,重在救里,故宜四逆汤温里散寒,回阳救逆。《伤寒论·辨少阴病脉证并治》:"少阴病,始得之,反发热,脉反沉者,麻黄细辛附子汤主之。"六经各经皆有中风、伤寒、温病,少阴病亦然。少阴中风,主麻黄细辛附子汤,温里而兼解表。服后当夜得微汗,四肢转和,泄泻减半。阳气来复,阴霾自散。

---

① 《素问病机气宜保命集》卷中《泻痢论第十九》:"有厥阴经动,下痢不止,其脉沉而迟,手足厥逆,涕唾脓血,此为难治。宜麻黄汤、小续命汗之。"小续命汤药物组成:麻黄(去节)、人参、黄芩、芍药、防己、桂枝、川芎、甘草各一两,防风一两半,附子半两,杏仁一两,上除附子、杏仁外,捣为粗末,后入二味令匀,每服五七钱。水一盏半,生姜五片,煎至一盏,去滓稍热服,食前。

甬邻友林保滋君之三少君，十四岁。夏令多食瓜果冰水，秋八月中浣①，寒热下痢，红白夹杂，腹痛后重，日夜百余行，脉沉紧而恶寒，舌白滑苔。曾服倪涵初痢疾三方②，病增剧。又进莱菔子、槟榔、木香、芩连等剂，皆不效。至九月初旬，延余诊之。以脉症参之，是瓜冰寒湿陷入脾阴，秋后风寒外感，当初失于解表，以致外邪湿热与内伏寒湿陷入足三阴。先用透达表邪，举既陷之寒湿，待恶寒瘥后再商。用葛根二钱、升麻二钱、柴胡二钱、白芍三钱、生甘草一钱、白头翁三钱、秦皮三钱、大豆卷三钱，一帖。夜间躁扰不安，痢稍减，举家惶急，夜将半，敲余门，问病变救法。余曰：凡湿热之邪欲解，必阴阳交争，邪由少阳之枢转出，寒热往来是其候也，天明得微汗必能安卧矣。次日，果然汗出热退，下痢十去其六七。复诊，脉右三部略和，左弦缓，伏邪稍解，积湿余邪未清，舌厚白，口微渴，下痢痛瘥，红已止。以白头翁合平胃法，北秦皮、白头翁、黄柏、黄芩、厚朴、苍术、广皮，下痢十去八九。小便长，舌苔薄白，以《易简》断下汤③，茯苓、甘草、砂仁、枳壳、于术、草果，加糯稻草根、石莲子，五帖，全愈。

【编者按】

症见寒热下痢，红白夹杂，腹痛后重，脉沉紧而恶寒，既有厥阴热利，又有表证未解。《伤寒论》治里热外寒，先治其表，后清其里，以里热外寒，中阳未衰故也。本案解表与清里并进，以葛根、柴胡解表散寒，鼓邪外出，并用白头翁汤治热痢下重。其曰："凡湿热之邪欲解，必阴阳交争，邪由少阳之枢转出，寒热往来是其候也。"可知此证偏重少阳之表，发少阳之表，而和厥阴之里，表解则里自和。

---

① 中浣：原指古时官吏每月中旬的休沐日，后泛指每月中旬。亦作"中澣""中盥"。
② 清代倪涵初《倪涵初疟痢三方》，疟痢专著。撰年不详，现存有几种清刻本，后刊入《济世专门编》中。倪氏根据疟、痢两病的发病规律和治疗原则对疟疾、痢疾各拟三方，介绍其适应证及加减用法，处方平易有效。提出治痢四忌：忌温补、忌大下、忌发汗、忌分利。
③ 断下汤：主治下痢赤白，无问久近长幼，及休息痢疾。组成：草果（连皮）一个，白术一钱，茯苓一钱，甘草半钱。制法：上㕮咀，用大罂粟壳十四枚，去筋膜并萼蒂，剪碎用醋淹，炒燥为粗末，同前作一剂。水两大盏，生姜七片，大枣、乌梅各七个，煎至一大盏，分两服服之。

甬镇柏树方逸候君，丁未秋八月上旬，下痢如鱼脑，红白杂下，日夜百余行，寒热往来，渴不引饮。七八日，延仆往乡诊治。诊其脉左弦紧，右浮大，舌白滑苔。其致病之源云是六七月夜间花园露卧纳凉，冰西瓜、嗬嘣水多食，加以冷水浴身，扇风收汗。至八月上浣，始恶寒，复发热身痛，先泻后变痢。此属伏暑伤寒，秋后下痢之候。仲景曰：下利，脉数，有发热，汗出，今自愈；设脉紧，为未解，必圊脓血，以有热故也。又曰：大肠有寒者，多鹜溏；有热者，便肠垢。以此推之，是寒邪与湿热夹杂之候。治法必先去其寒，解其表，和其营，然后清热理湿。方用桂枝加葛根汤法，桂枝一钱、白芍三钱、炙草七分、葛根三钱、生姜钱半、红枣三枚。当时在座诸医咸云热症用热药，极不赞同。伊叔樵苓君知医，善决断，主服余方。是夜子刻，得微汗。次日，寒热减半，腹痛后重未瘥。以前方加柴胡、川厚朴各二钱。又次日，寒热十去七八，而痢未减。以葛根二钱、黄芩三钱、黄连钱半、白芍四钱、黑山栀三钱、当归一钱、秋蒿三钱、鲜荷叶半片、栝楼根三钱，连进两帖。热退净，下痢减半，脉细数，舌黄尖绛，脓血未止，肛口热痛。素体阴虚，病后湿热着于肠胃，以黄连、黄芩、阿胶、西洋参、石莲子去心四帖，痢止胃开。以异功加钗石斛、二冬、二地十帖，收全功。（《隐溪医案》）

（《神州医药学报》1914 年 2 月）

【编者按】

先有恶寒，复发热身痛，泻而后痢，证属太阳、阳明合病。发热身痛为太阳表证，"身痛不休者，当消息，和解其外，宜桂枝汤小和之"，当以桂枝汤类方解其外。本案太阳表证兼有阳明下利，"太阳与阳明合病，而自利不呕者，属葛根汤"，故用桂枝加葛根汤解其表。服后，子夜得微汗，一如桂枝加葛根汤服法"覆取微似汗"。表邪渐去而痢未减，再以葛根芩连清热止痢。素体阴虚，加之热痢伤阴，后以芩连阿胶汤清热养阴而止便脓血。缓急先后，治法井然有序。

痢疾治验笔记

张锡纯[①]

盐山县署差役高某,年五十二。因大怒之后,中有郁热,又寝冷屋之中,内热为外寒所束,愈郁而不散,遂致大便下血,延医调治。医者为其得于寒凉室中,谓系脾寒下陷,投以参芪温补之药,又加升麻提之,服药两剂,病益增重。腹中切疼,常常后重,所便之物,多如烂炙。更延他医,又以为下焦虚寒,而投以八味地黄丸,作汤服之,病益加重。后仆为诊视,其脉数而有力,两尺愈甚。确知其毒热郁于肠中,以致肠腐烂也,投以解毒生化丹[②],两剂全愈。

邻庄南马村王媪,年过五旬。素吸鸦片,又当恼怒之余,初患赤痢,滞下无度。因治疗失宜,渐至血液腐败,间如烂炙,恶心懒食,少腹切疼,其脉洪数,纯是热象。治以解毒生化丹,加知母、白头翁各四钱,连服数剂,全愈。

奉天白塔寺旁怀姓某,年三十余。少腹时时切疼,大便日下数次,状若烂炙。不便时,亦常下坠。心中烦躁,不能饮食。每日延医服药,病转增剧。其脉弦而微数,重按有力。知其肠中蕴有实热,其切疼而下如烂炙者,肠中已腐烂也。投以解毒生化丹,一剂腹疼即止,脉亦和缓,所便亦见粪色,次数亦减。继投以通变白头翁汤[③],两剂全愈。

陆军团长王某,奉天铁岭人,年四十余。已未孟秋,自郑州病归,先泻后

---

① 张锡纯(1860—1933):字寿甫,男,河北省盐山县人。少承父业,研习中医学,长期从事临诊实践。曾设立达中医院。在医学上主张中西医学汇通,根据临证心得,自制不少方剂。著有《医学衷中参西录》。

② 解毒生化丹:出《医学衷中参西录》。治痢久郁热生毒,肠中腐烂,时时切疼,后重,所下多似烂炙,且有腐败之臭。金银花一两、生杭芍六钱、粉甘草三钱、三七二钱(捣细)、鸭蛋子六十粒(去皮拣成实者)。上药五味,先将三七、鸭蛋子,用白沙糖化水送服。次将余药煎汤服。病重者,一日须服两剂始见效。

③ 通变白头翁汤:出《医学衷中参西录》。治热痢下重腹疼,及患痢之人,从前曾有鸦片之嗜好者。生山药一两、白头翁四钱、秦皮三钱、生地榆三钱、生杭芍四钱、甘草二钱、旱三七(轧细)三钱、鸭蛋子(去皮拣成实者)六十粒。上药共八味,先将三七、鸭蛋子用白蔗糖水送服一半;再将余煎汤服。其相去之时间,宜至点半钟。所余一半,至煎汤药渣时,仍如此服法。

痢,腹疼重坠、赤白稠黏,一日夜十余次。先入奉天东人所设医院中,东人甚畏此证,处以隔离所,医治旬余无效。遂出院归寓,求为诊治。其脉弦而有力,知其下久阴虚,肝胆及肠中,又蕴有实热也,投以通变白头翁汤,一剂痢愈。仍变为泻,日四五次。自言腹中凉甚,急欲服温补之药。仆因其证原先泻后痢,此时痢愈又泻,且恒以热水囊自熨其腹,疑其下焦或有伏寒,遂少投以温补之药。才服一剂,又变为痢,下坠腹疼如故。知其病原无寒,不受温补,仍改用通变白头翁汤,一剂痢又愈。继用调补脾胃兼消食利水之品数剂,其泻亦愈。

奉天储蓄会总理范某,年五十余。身形羸弱,时烟禁甚严,强遏嗜好,遂致泄泻,继下赤痢,日久不愈。血液淋漓,腐败腥臭,且腹疼异常,脉虽弦细,仍然有力。投以通变白头翁汤,一剂病愈强半。又加龙眼肉五钱,连服三剂,全愈。

铁岭李某,年二十八岁。下痢四十余日,脓血杂以脂膜,色臭腐败,下坠腹疼,屡次服药,病益增剧,羸弱已甚,恐即不起。遣人问卜,卜者谓此证之危险,已至极点,然犹可救,俟天医星至,即可转危为安。数日,仆自汉口远来奉天,其家人闻之,求为诊治。其脉细弱而数,两尺之弱尤甚,治以三宝粥[①],服后两点钟,腹疼一阵,下脓血若干。病家言从前腹疼,不若是之剧,所下者,亦不若是之多,似疑药不对证。仆曰:腹中瘀滞,下尽即愈矣。俾再用白糖水送服鸦胆子五十粒。此时已届晚九点钟,一夜安睡,至明晨大便,不见脓血矣。后间日大便又少带紫血,俾用生山药细末煮粥,送服鸦胆子二十粒,数次全愈。

上所论之痢轻重不同,约皆偏于热也。然其证有纯寒者,有先热后寒者,又不可不知。今略登数案于下,以备参考。

奉天陆军连长何某,年三十许。因初夏在郑州驻防,多受潮湿,患痢数月不愈。至季秋回奉,病益加剧,下多紫血,杂以脂膜,腹疼下坠。或援以龙

---

① 三宝粥:出《医学衷中参西录》。治痢久,脓血腥臭,肠中欲腐,兼下焦虚惫,气虚滑脱者。生山药一两(轧细),三七二钱(轧细),鸭蛋子五十粒(去皮)。上药三味,先用水四盅,调和山药末煮作粥。煮时,不住以箸搅之,一两沸即熟,约得粥一大碗。即用其粥送服三七末、鸭蛋子。

眼肉包鸦胆子方,服之下痢与腹疼益剧。来院求为诊治,其脉微弱而沉,左部几不见。俾用生硫黄研细,掺熟面少许作丸,又重用生山药、熟地黄、龙眼肉煎浓汤送服。连服十余剂,共用生硫黄二两许,其痢始愈。由是观之,即纯系赤痢,亦有寒者,然不过百中之一二耳。

又戊午中秋节后,仆自汉口赴奉,路过都门,小住数日。有刘发起者,年三十余。下痢两月不愈,持友人名片造寓求为诊治。其脉近和平,按之无力,日便五六次,血液腐败,便时微觉坠疼。治以三宝粥方,一剂病愈强半。翌日将行,嘱以再按原方,服两剂当愈。后至奉接其来函,言服第二剂,效验不如从前,至第三剂,转似增重。恍悟此证下痢两月,其脉毫无数象,且按之无力,其下焦当伏有寒凉。俾用生山药粥,送服炒熟小茴香末一钱,连服数剂,全愈。

又奉天二十七师炮第一营营长刘某,于初秋得痢证甚剧,赤白参半,脉象弦细,重按仍然有力。治以通变白头翁汤,两剂全愈。隔半月,痢又反复,自用原方治之,病转增剧,复来院求诊。其脉细弱兼迟,不任循按,知其已变为寒,所以不受原方也。俾用生山药粥,送服小茴香细末一钱,生硫黄细末五分,数次全愈。

又景州桑园镇吴媪,年五十六岁,于季夏下痢赤白,迁延至仲冬不愈。延医十余人,服药百剂,皆无效验,亦以为无药可医。其母家德州卢氏,雅雨先生裔,与仆系通家,其弟月潭,强仆往为诊治。其脉象微弱,至数略数,饮食减少,头目有时眩晕,心中微觉烦热,便时下坠作疼,然不甚剧。询其平素下焦畏凉,是以从前服药,略加温补,上即烦热,略为清理,下又腹疼泄泻,故难治也。投以三宝粥方,两剂即愈。后旬余因登楼受凉,旧证陡然反复,日下十余次,腹疼较剧,其脉象微弱如前,至数不数。俾用生山药粥,送服生硫黄末四分,一日连服两次。翌晨又服一次,心觉微热,继又改用三宝粥,两剂全愈。

以上诸痢证之外,又有至危险之痢证,方书所谓身热不休者,死也。然此证究有治法,盖因其夹杂外感,虽无寒温之大热,而其热随痢下陷,永无出路,即痢为邪热薰灼,而永无愈期。医者不能细心研究,误认其热生于痢,而但以治痢之药治之，何以能愈？惟治以拙拟通变白虎加人参汤，皆可随手奏效，其方亦载于《衷中参西录》痢疾门，今并详录之，以质诸同道诸大雅。

通变白虎加人参汤，治下痢或赤或白，或赤白参半，下重腹疼，周身发热，服凉药而热不休者。方用生石膏细末二两、生杭芍八钱、生怀山药六钱、野党参五钱、甘草二钱，上药五味，用水四钟，煎取清汤两钟，分二次温服下。此方即《伤寒论》白虎加人参汤，以芍药代知母，山药代粳米也。方中之意，用人参以助石膏，能使深陷之热邪，徐徐上升外散，消解无余，加以芍药、甘草以理下重腹疼，生山药以治久热耗阴，且能和肠胃，固气化。连服数剂，无不热退而痢愈者。方后复载有治愈之案数则，中有纯下白痢者，大热神昏，亦重用生石膏辅以人参治愈，兹不俱录。

东人志贺洁[①]，著《赤痢新论》。言热带有阿米巴赤痢，其证稍及于北方，为一种动物之毒菌（察以显微镜，宛然见其活动之状），侵入肠黏膜下织组，而崩溃其织组，次乃侵蚀黏膜，而形成囊状之溃疡。其证为慢性之经过，由轻浸重，恒有经年不愈者。其治法用硫黄、甘汞为内服药，规尼涅、沃度仿谟为注肠药。按《赤痢新论》之论痢，可为精矣。而仆上所列治愈之医案，若何某、若吴媪，医案中皆用生硫黄，彼时犹未见《赤痢新论》，而用药竟与《赤痢新论》符合，病亦遂愈，岂所治者亦系阿米巴赤痢乎（其论中原言温带、寒带亦间有之）？然其书中载有未治愈之案二则，皆系痢证夹杂外感之热，若投以通变白虎加人参汤，皆可救愈。乃不知出此，卒至偾事，是又其长中之短也。

（《中医杂志》1922年6月）

【编者按】

痢疾当辨寒热，查虚实。寒热虚实之辨，前贤多有详论，不再赘述。治则总以热痢清之，寒痢温之，初痢通之，久痢补之为纲。寒热交错者，清温并用；虚实夹杂者，通涩兼施。

---

① 志贺洁（1871—1957）：日本细菌学家，志贺杆菌的发现者。

张锡纯治痢多用自创方,如解毒生化丹、通变白头翁汤、通变白虎加人参汤、三宝粥等,于《医学衷中参西录》痢疾门已有详述。其治热痢、噤口痢,多用山药,上述热痢案中所用通变白头翁汤即含山药,白虎汤方亦用山药代粳米,其云:"实验既久,知以生山药代粳米,则其方愈稳妥,见效亦愈速。盖粳米不过调和胃气,而山药兼能固摄下焦元气,使之元气素虚者,不致因服石膏、知母而作滑泻。且山药多含有蛋白之汁,最善滋阴。"然粳米、山药二者虽同为粮食,皆能养胃,粳米甘微寒主利小便,而山药甘温主缩小便。故三阳风温表证,白虎汤还当用粳米,而不可用山药代之。热痢宜清热解毒,初痢宜导滞通下,山药固涩二便,且带补性,终非初痢祛邪所宜。

寒痢案中,屡用生硫黄末,乃取其温阳导滞之效。《本草纲目》硫黄:"主虚寒久痢,滑泄霍乱,补命门不足,阳气暴绝,阴毒伤寒,小儿慢惊。"硫黄主补命门以壮元阳,凡命门火衰,阴寒内盛,滑泄泻痢之证,皆可用之。《局方》半硫丸以半夏、硫黄入姜汁,加干蒸饼末为丸,用治老人虚寒便秘,知其又具利肠通结之效。性热能通,故寒痢尤宜。

温法治痢疾验案数则

曹颖甫[①]

痢疾一证,《内经》谓之滞下,《金匮》直谓之下利。利者,不利之谓,如乱臣之乱训为治,胜国之胜训为败,是其例也。凡下利之证,非脉形洪数、面赤而大渴引饮者,皆属太阴。盖下利者必腹满而痛,腹固太阴之部分也。是故由瓜果而停滞者,则肉桂、丁香以消之;由寒湿而停滞者,则炮姜、白术以消之;由冷食而停滞者,则大黄、附子以消之。予向在乡中治痢证,往往以此法

---

① 曹颖甫(1866—1937):名家达,字尹孚,后改颖甫,江苏江阴人。早年曾举孝廉,从黄以周学汉学。治学之余兼习医学,颇宗仲景,精研伤寒。1927年,行医于上海,曾作上海中医专门学校教务长。曹氏笃信经方,著有《伤寒发微》《金匮发微》《经方实验录》等。其学生有章次公、姜佐景等。

奏效,今特罗举大概,为同志者详述焉。

一为任姓剃发匠,好食瓜果,七月下旬,腹痛而痢,日八九次。诊其脉,弦而滑。予曰:此夹湿证也。太阴为湿藏,土湿下陷,则木乘土虚,因而腹痛。方用炮姜五钱,白术四钱,炙草二钱,公丁香三钱,一剂而愈。

一为邢姓中年妇人,日夜下八九十次,口淡不喜饮。诊其脉,甚微细,而右关颇坚实。予曰:此太阴、少阴合病也。方用炮姜三钱,桂心一钱,生军二钱,附子二钱,丁香八分,茅术二钱,枳实一钱,小青皮二钱。曰:服此,渴而思饮则愈。明日,果大渴,而痢止矣。

一为解姓缝工,日夜下利赤白。诊其脉,六部皆滑。予曰:此桃花汤证。遂投以《金匮》原方而酌减之,亦一剂而愈。

一为李惠安,因夜半食井底西瓜,下利后重。服丁香一钱,炮姜五分,两剂而止。

去岁秋季,寓小西门兴业里,同乡季辅臣下利腹痛,日数行。诊其脉,濡而滑。予按《金匮》宿食篇所载脉滑者为宿食。且滑中带濡,阳气不宣。投以大黄附子汤,二剂而愈。未几,邻居皮工某,亦以此病来诊。予诊其脉滑疾,手足冷,投以四逆汤,二剂愈。

计生平所遇下利证,未易著手者,凡有三证,今并详述如下,与同志诸君参研焉。一为某庖人妻,产后三日,因天时亢热,居室愀隘,露宿一宵。明日,壮热无汗,腹痛利下赤白,瘀血不行。此光绪丁未六月二十日事也,时天气酷蒸,产后瘀血未清,百脉空虚,虚则生寒,再加以新凉外束,恶露停滞阳气内郁,因而生热。日脉来芤而革,芤为血虚本象,革为虚寒相搏,而证情又是湿热夹滞。此时清其热,则碍于瘀血,瘀血得凉,势必停滞不行。欲从产后宜温之例,又恐湿热加剧,不得已于温下方剂中,参用白头翁汤。方用炮姜五钱,附子三钱,桃仁一两,生大黄二钱,红花一钱,白头翁三钱,秦皮三钱,益母草煎汤代水,一剂而恶露下,表热退,二剂而利止。所以用白头翁秦皮者,以其血虚生热,病在足厥阴也。所以用炮姜附子者,因其热在厥阴,寒在太阴、少阴也,此仲师黄连汤之例也。

一为北洋轮船茶房徐姓,其人初病寒热,日晨背寒,久乃发热,半夜汗出而热退。八九日后，忽然腹痛下利，延余诊治。予诊其脉，五部皆微而缓，右关独坚劲有力。予曰，此食滞也。然太阴、少阴俱病，不可以寒下。方用生大黄三钱，附子四钱，枳实三钱，炮姜三钱，桂心四分，炒白芍三钱，芒硝二钱，小青皮二钱，一剂而大下痛止。然利仍未已，但稍通畅耳。诊其脉，滑而缓。予意病气悉传太阴，因用生白术三钱，茅术三钱，炮姜三钱，附子一钱五分，生姜三片，红枣十二枚。三剂后，每日下一二次，三五日不止。予因于方中加赤石脂五钱，仍不愈，且每下必矢气。予不得已，令其用诃黎子研细末和粥服之，始觉霍然。今在闸北开设澄丰酒肆，不复作航海生涯矣。考其致病之由，长夏魄汗未尽，猝为海风所迫，留于半表半里，秋气渐收，太阳经气不行，因而成疟。所谓夏伤于暑，秋为痎疟也。此时少阳之邪，不使外达于太阳，自必内陷于太阴，疟之变为下利，职此之由。加以时当深秋，衣被单寒，寒冱于表，湿停于内，饮食不节，中气益阻，此其所以为寒湿夹滞之下利也。

一为缪姓小儿，腹痛下利，发热。《经》言：肠澼身热，法在不治。然考全身疼痛腹满，乃是太阳、太阴合病，发热而身痛，证属太阳，腹满而痛，证属太阴。予按仲师法先授以桂枝汤，身之疼痛，止表热亦衰，窃意投以四逆，可应手愈矣。不意连服四剂，小便虽多，而利仍不愈，且不欲食，胃气不绝者如线。予曰：此药败胃也。因即令其停药，每日以干姜三钱，乌梅肉三钱，煎粥饮之。八日后，始得大解，十二日，易粥而饭，仍日下三两行，二十四日乃瘥。

予见近人治利，多用白头翁汤。窃意下利臭恶、脉数者，当用此法，余者究非所宜。谓予不信，实验难诬，敬告同人，幸勿以斯言为河汉也。若夫困于酒食，由湿热壅蒸而成者，当与宿食同治，不在此例。

（《中医杂志》1923 年 6 月）

【编者按】

"凡下利之证，非脉形洪数、面赤而大渴引饮者，皆属太阴。"是言下利当辨寒热。若见下利臭恶、面赤、口渴、脉洪数者，属厥阴热利，当予白头翁汤清热，余者究非所宜。上述曹颖甫在乡中所治病家，多因伤于瓜果、寒湿、冷食而致，其病多在太阴，多属虚寒，治在温化或温通。温化或肉桂、丁香，或炮姜、白术；温通则以大黄附子汤峻下冷积。若邪实已去，久利不愈者，当用收涩，诃黎子、乌梅肉等和粥饮之。若属少阴寒湿，下利便脓血，宜桃花汤，亦属温通法。

补法治痢疾险症案两则

汪景文

初痢忌补，此言其常，非言其变。敝邑查某，年近学易，得产麟儿。年方七龄，面丰体弱，平时多病。七月中患痢，昼夜廿余次，下红黄黑胶垢。邀予赴诊，脉弱小无力，苔薄白，尖边红，且四肢厥冷，头生冷汗，肾囊收缩。告之曰：令郎之症，内已无滞，全属虚象，今汗多亡阳，下多亡阴，厥脱堪虞，非急进温补不能挽回，如果疑虑，不妨延医参酌。查果招某医至，诊视毕，予中前言以商榷。某曰：此完全属寒滞症，并非痢疾，温之则可，补之则非，尤宜兼行气化滞，即云是痢，亦无初起即补之理。予曰：痢名滞下，以有积滞致欲下而不能下，疏通原为常法，此病脉虚症虚，显然易见，况腹微痛而不觉后重，其为虚痢无疑，真阳鼓舞无权，脾胃统摄失职，所下已非积滞，实系肠中膏脂，纵有留邪，亦当权其缓急，徒以温化，不顾本原，庸有济欤。某犹偏执，疏方以平胃、二陈加姜、附、椒、桂、吴萸、木香、谷芽等。书毕，闲谈不休。予恐耽误病机，遂谓某曰：吾去矣。某见予行，亦告辞而出。而查君之弟会意，遣随予后，询问如何。予曰：该方一味温燥破气，病危难以胜任，宜急再请高明。查君昆仲复云，此时病者汗更多，肢更冷，已过肘膝，神气益疲，竭诚委托，况予施治他医各有见解，徒乱心曲，不敢信也。予处方用淡附片八分，炮姜一钱，台党三钱，绵芪三钱，祁术三钱，炙草一钱，山药三钱，肉桂三分，以回阳扶元，参用吴萸、水炒白芍一钱，当归炭一钱，新会皮六分，扁豆花二钱，以调血和中，嘱先进一剂。隔二小时，将原方去归、芍、陈皮、扁豆花，加入真别直一钱，再进一剂，以厚药力。病家遵守予言，一夜连服二剂，痢减汗少，肢温囊纵，竟得转机。翌日守原法去肉桂、台党，姜附减半，加云茯苓三钱，赤石脂二钱，山萸肉二钱，九笼姜三分，以堵塞下焦，转为黄粪，继为调理而愈。是役也，始终未事疏通，专主补固，足破初痢忌补之言。医贵灵通，岂可胶柱鼓瑟者哉？

西医尚解剖，重实验。科学之昌明，器械之完美，表面观之，日异月新。试验病情，补助药力，自以为登峰造极。然究诸实际，证以治验，往往就西医治者，轻病转重重病转死。其有未死者，至极危无法之时，委为不治，转求中医尚多转危为安，何也？盖精粗之分也。中医治疗，必揣其本。西医治疗，仅齐其末，表里虚实，概置不问，徒泥形迹，见病治病，同病一药，倘有兼症，必须分治，则头痛治头、脚痛治脚之理，更何尝梦见隔二隔三之深意乎？

九江三马路德昌里张某，鄂人也，年约四旬。八月杪，由食油腻生冷，遂罗痢疾，寒热交作，里急后重，日夜数十度。入西医院疗治，先进药水，寒热已，而痢下次数更多。继投药粉亦无效，终乃连用涤肠器洗肠，而滞下如故。连治五日，形疲气短，羸瘦异常。西医束手，听其出院，乃延予诊。脉沉细，舌淡白。腹痛后胀，肛脱不收。有时登圊努责，则肢麻厥冷，面亦变色，几乎欲脱，但下亦无多，色白黏，微带红。予曰：此症初起，原不难治，经西医药力太过，克伐中气，复以抽水涤肠，更伤下元，致中气下陷，元气不固，肠胃膏脂，失其统摄。遂进台党四钱，生芪四钱，于术三钱，炙草钱半，归炭二钱，升麻五分，柴胡五分，炮姜八分，煨益智二钱，御米壳①二钱，乌梅炭钱半。此东垣补中益气法加味也，连服二剂，神气顿振，腹胀白冻较减，惟肛犹未收。复方去归梅粟壳，加入山药四钱，山萸二钱，五味钱半，参芪各加重一钱。三服渐入佳境，胃气亦苏，后为调补而复。

（《中医杂志》1926 年 3 月）

【编者按】

凡病皆有虚实，实则泻之，虚则补之，不独痢疾为然。查某案初诊见"脉

---

① 御米壳：即罂粟壳。

弱小无力，苔薄白，尖边红，且四肢厥冷，头生冷汗，肾囊收缩。"已无腹痛，可知积滞已去，而虚象迭起，证属太阴、少阴里虚寒证，急当予四逆辈温之。药后阳气来复，痢减汗少，肢温囊纵。又合入少阴病下利便脓血之桃花汤，温中止痢而告愈。

张某案初见"脉沉细，舌淡白。腹痛后胀，肛脱不收。"有腹痛，可知其邪在太阴。《伤寒论·辨太阴病脉证并治》云："太阴之为病，腹满而吐，食不下，自利益甚，时腹自痛。"呕利腹痛为太阴提纲，太阴下利所以腹痛者，以肠胃内有腐秽积滞也。太阴虚寒本当予理中汤，参、术、姜、草，温中散寒而止呕利。然腹痛后胀，仍有积滞，则收涩之品罂粟壳、乌梅、益智仁或当缓用，可先予温通荡涤积垢之剂祛其寒实，再予健脾温涩。药后痢减仍有肛脱不收，故以补中益气汤升阳举陷，使病入坦途。

清暑生津法治噤口痢案

周　镇

[病者]钱味青，四十二岁，素体阴亏多疾，肝旺性急，而嗜厚味，膏粱之体，舟车应酬，受暑极重。壬戌巧秋十七患痢，就普仁医院治以蓖麻油，饮以牛乳不解，至十九延诊。

[病名]阴虚积热噤口痢。

[病因]舟车劳顿，受热极重，且嗜海珍，积伏肓肠为病因，素体阴虚肝旺，痢以夜甚。

[症候]腹痛下痢重至九十次一日，后重，先白后红，不便粪积，临圊多汗，身热起伏，心烦口渴，夜不安寐，不能纳谷。

[诊断]脉数苔黄口苦，积未下，脉濡数而遏。积渐下，脉转弦数，苔转深黄，舌尖加绛为暑邪外达也。

[疗法]直攻汤剂，徒泻稀水，宜丸缓导，药宜清暑生津，调气导积。与

自制陆氏润字丸①，积下暑热蒸腾，又加服七液丹，又鉴于噤口不纳，气体劳顿也，蒸重鸡露②以养其胃。彻底未眠，则用德药阿特灵，取其简捷也。

处方：腹痛下痢白腻有水，后重，痛以少腹为重，脉濡数而滞，苔黄。暑湿积滞，内蕴盲肠，宜清热调气导滞为法。

白头翁四钱，淡子芩二钱，白芍二钱，扁豆花钱半，川楝子三钱，醋炒玄胡二钱，甜新会皮七分，缩砂仁三分（研冲），查肉三钱，通草一钱，赤苓二钱。

复诊 下痢赤白积，仍不解少，腹攻痛，里热，圊时多汗，脉数苔黄。暑湿滞停阻盲肠，通则不痛，仿此例治。

炒红曲二钱，六一散三钱，莱菔子三钱，黄芩二钱，白芍三钱，川楝子三钱，橘核一钱，白头翁四钱，当归二钱，全瓜蒌六钱，槿树花一钱，生甘草七分，皂荚灰五分，木香槟榔丸二钱（开水下）。

因腹痛延华姓针科调治，开泻心承气出入，服后仅泻黄水，正粪不行，胃口陡呆，不欲食饮。

三诊 复延余诊，痢下赤白。他医用直攻，仅泻黄水，痢数紧，不思纳谷，邪积停阻，浊气冲胃将成噤口。拟苦辛咸润，滑利大便，积下痢可减也。

白头翁三钱，黄柏三钱，川楝子三钱，黄芩二钱，川石斛五钱，醋炒玄胡三钱，白芍三钱，益元散四钱，冬葵子三钱，鲜苁蓉八钱，莱菔子三钱，元明粉四钱，白归身三钱，鲜莲籽十四粒。

另更衣丸（冰糖汤下），香连丸一钱（清晨服）。

四诊 昨进润下，略解积滞，临后肛口烘热，口渴苔黄，脉弦而数。阴虚湿热积停，胃气不醒，噤口堪虞，拟东风散③加味。

---

① 出自明代嘉靖年间医家陆氏祖孙三代（陆养愚、陆肖愚、陆祖愚）《三世医验》。方用酒炒锦纹一两、制半夏、前胡、山楂肉、天花粉、白术、广陈皮、枳实、槟榔各一钱二分五厘，晒干为末，姜汁打神曲为丸，如梧子大，每服二三钱。何廉臣称：此丸善治湿热食积，胸满不食，腹痛便闭及夏秋赤白痢等症。

② 可参考《本草纲目拾遗》卷一水部《各种药露》"鸡露"：《道听集》云，鸡露能大补元气，与人参同功。男用雌鸡，女用雄鸡，一年内者，名童子鸡，可用。若两年者，肉老质枯，不可蒸露，入药须选童子鸡。以绳缢死，竹刀破腹，醇酒洗去一毛及与腹中秽一物，勿见水，蒸取露饮之，气清色白，望之如有油。气味甘，消痰益血，助脾长力，生津明目，为五损虚劳神药。

③ 清代洪金鼎《医方一盘珠·痢证门》东风散："痢症主方，随时加减，百发百中。苍术、地榆、当归、赤芍、黄芩、甘草、丹皮、红花、枳壳、槟榔、山楂肉、厚朴、青皮各一钱。"

黄芩二钱，青皮一钱，桃仁泥三钱，白芍二钱，查炭①三钱，白头翁四钱，枳壳一钱，制香附二钱，黄柏二钱，丹皮三钱，石斛五钱，醋炒玄胡三钱，川楝子三钱，鲜莲子廿粒。

陆氏润字丸三钱（内有皂角消膏粱者油腻，医家须自备），清晨用香连丸一钱，自加去壳苦参子五十粒（冰糖汤下），并令用童雌鸡蒸露饮以养其胃，共用七只。

五诊 昨进丸剂，垢积畅解，夜半仍属多痢，失眠神乏，口渴味苦，热恋津耗，秽气薰胃，故致不纳，一面用自备润字丸导积，煎方清芬胃气，撤其伏热。

润字丸三钱，先服淡芩二钱，北沙参七钱，霍石斛五钱，银花一两，查炭三钱，丹皮二钱，白芍五钱，青皮一钱，枳壳一钱，桃仁三钱，白头翁五钱，黄柏三钱，醋炒玄胡三钱，茉莉花七朵，鲜莲子三钱，清晨服香连丸一钱，苦参子六十粒（清晨开水下三十粒）。

六诊 昨解秽积颇多，惟红白痢仍不少，心烦里热，后重，痢仍夜甚，痛剧失眠，脉犹弦数，苔黄尖绛，伏热夹积留恋，厥气不和，阳失潜藏，前法再参理气潜阳。

霍石斛五钱，北沙参七钱，白头翁五钱，炒红曲二钱，黄芩二钱，秦皮一钱，白芍五钱，生地榆三钱，银花七钱，两头尖五钱，鲜苁蓉四钱，川朴七分，玫瑰花五朵，海蜇二两（漂淡先煎代水），另血珀五分，石菖根三分，黑丑三分，伽楠香一分（研末服）。

七诊 昨日服药闷烦大减，解便积时后重轻，痢赤白时后重，剧热时心闷，溲犹不行，依然失眠，脉弦数苔黄，舌绛，伏热积滞，灼伤气液，再清暑养津，达邪导滞。

红曲二钱，辰滑石五钱（鲜荷叶包），霍石斛五钱，广木香一钱，淡芩二钱，白芍五钱，生地榆三钱，白头翁三钱，菖根七分，车前子三钱，海蜇二两（漂），连蒂玫瑰花五朵，磨槟榔五分，三七末钱半（研另服）。

清晨仍服香连丸一钱，苦参五十粒（冰糖汤下），又赠七液丹（嘱其灼热

---

① 查炭：应为"山楂炭"，后同。

心烦时开水化服）。

八诊 昨日便积甚多，腹痛后重均缓，小溲已通，夜仍失眠，烦闷略减，痢时或间矢气，红腻已少，按腹已柔，再清余积余邪。

霍石斛四钱，麦冬二钱（炒），白茯苓二钱，法半夏三钱，淡芩二钱，白芍五钱，生地榆三钱，生蒲黄一钱，白头翁三钱，煨木香一钱，葛根钱半，车前子五钱，荷蒂二枚。

另三七末钱半（研细开水下），少寐用德药阿特宁一片，清晨用香连九分、苦参子五十粒同服。

九诊 下痢大减，腻少见红点及水，夜寐已酣，溲尚不多上午尚有烦闷，略进稀糜，再清伏热、蕴滞，参以升举固摄。

霍石斛四钱，麦冬二钱，云苓四钱，泽泻二钱，白芍五钱，白扁豆衣一两，黄芩二钱，广藿香二钱，采芸曲①二钱，煨木香一钱，葛根钱半，地榆三钱，车前子四钱，荷蒂三个。

另三七末钱半，黑木耳五分（炙研细末、开水下），清晨仍进香连丸八分，苦参子四十粒（开水下）。

十诊 迩日痢红较前极少，解粪尚难，髀关甚重，且酸，小溲又秘，有时心烦胃口不馨，脉转濡数，舌红苔黄，再清养和中，调气化滞。

淡芩炭二钱，白芍五钱，霍石斛四钱，麦冬二钱，大腹皮三钱，煨木香一钱，赤白苓二钱，泽泻二钱，新会皮一钱，车前子三钱，采芸曲钱半，生谷芽三钱，扁豆衣三钱，小温中丸。

二帖。

另润肠丸一钱，只配一服。

十一诊 痢已大好，尚带腻沫，便解尚艰，溲通不畅，上午心烦口苦，稍进饮食，脉弦不和，苔黄尖红，气液已耗，余滞未彻。

金石斛五钱，野于术二钱，麦冬二钱，白茯苓五钱，甜杏仁三钱，柏子霜三钱，白芍五钱，腹皮三钱，煨木香一钱，泽泻二钱，子芩钱半，鲜苁蓉五钱，

---

① 采芸曲：即六曲加入白术、苍术、谷芽等药物制成。

生谷芽五钱,肉果四分,小温中丸二钱五分,苦参子三十粒(同服)。

二帖。

十二诊 大便已畅,腹中尚有微痛,口微苦,脉弦较和,苔黄转白,余蕴将彻,饮食宜慎。

金石斛四钱,野于术二钱,麦冬二钱,生山药三钱,杭白芍五钱,鸡内金三钱,采芸曲三钱,甜杏仁三钱,枣核槟一钱,煨木香一钱,柏子霜三钱,白扁豆三钱,生谷芽三钱,鲜苁蓉五钱,小温中丸三钱。

四帖。

十三诊 煎丸均合,溲多,服丸便溏,热去津生,舌布新苔。前方去石斛、麦冬、柏子、杏仁、小温中丸,枣核槟改用腹皮,加砂仁、陈皮、菟丝饼、薏仁、资生丸。

[结果]痢愈谨食,调养得宜,较前肥壮。

（《医学杂志》1928 年 2 月）

【编者按】 ·

明清以降,治温病时疫,尤重养阴保津。所谓留得一分津液,便有一分生机。正如周镇先生医案云:"惟虚人治实碍虚,最易伤气阴,病解而有脱竭之征。"本案初期,暑邪未解,腹痛下痢,即进鸡露养胃。四诊起,湿热痢下、里急后重诸症未罢时,又用石斛补益气阴。《本经》石斛:"主伤中,除痹下气,补五脏虚劳羸瘦,强阴,久服厚肠胃。"石斛厚肠胃,乃治气阴两虚所致泄泻,如肺痨病久伴泄泻者,而非湿热下痢初期所宜。读《伤寒论》《金匮》可知,实证宜攻,虚证当补,攻补二法,条理清晰,而不混杂。凡绝对实证,如外感表证、肠道积滞、腹水臌胀、瘀血痰饮、癥瘕结聚,治当攻邪,邪去则正自复。温病时疫津亏,乃因外邪而起,邪去则津自复。或待邪实衰其大半,再益气阴,亦不嫌迟。补益过早,反致迁延。

汤药之外,并进丸散,是其特色。《先君周小农医学经验略述》云:"主张备带要药,应仿古医随带药物,加速疗效;而于生僻稀罕及药肆并不供应之品,更宜各自修备。先君行中常备者,记有:通关散、卧龙丹、飞龙夺命丹、玉枢丹、乌梅、时疫夺命丹、厥症返魂丹、七液丹、陆氏润字丸、三合济生丸、痢疾神散、青龙丸、玉真散、桃花散等①。"

大承气汤治暑毒赤痢案

邢锡波

王蔚三,年二十四岁,以内有宿食,外感暑热而发。初起里急后重,赤白相兼,继则纯赤,滞下腹痛,苔黄溺赤,呕逆不食,诊其脉两手滑数。夫滑主宿食,数即热征,滑内兼数,是暑热食积,互蕴肠胃,闭塞不通,致成噤口赤痢。查此证发起危迫,决非祛暑消食所能奏效。惟有釜底抽薪一法,以冀秽毒下行,或可挽救。

疏方:生锦纹三钱,川黄连钱五分,枳实二钱,厚朴钱五分,莱菔子三钱,滑石三钱,青连翘三钱,元明粉三钱(冲),鲜生地四钱,金银花三钱,地榆二钱,白头翁二钱,生甘草一钱。

服后一剂平,二剂微效,三剂大效。后服调理之剂,半月而安。(《怀葛斋验案》)

(《国医砥柱月刊》1928 年 9 月)

【编者按】

《伤寒论·辨可下病脉证并治》有"下利,脉反滑者,当有所去,下乃愈,宜大承气汤",下利多虚,反见脉滑,里有实也,此属热结旁流,当予攻下。本案暑毒赤痢,里急后重,呕逆不食,脉见滑数,乃暑热食积,互蕴肠胃,闭塞不通所致,属里实热盛,故急以大承气汤釜底抽薪。又有赤白相兼,继则纯赤,滞下腹痛,故佐白头翁汤清利肠腑,凉血止痢。

---

① 引自周逢儒《先君周小农医学经验略述》。

提壶揭盖治厥阴下痢癃闭案

翟冷仙

[病者] 祁某,年二十余岁,住本乡,业商。

[病名] 厥阴下痢,古称肠澼,又称滞下,近来综称痢疾。

[原因] 素来经商,往来跋涉,途中饥饱不节,寒温不时。良由暑湿内蕴,积久化热,复经外寒乘之,逼住内热,其寒热交争之气,遂留滞于肠中而为痢。庚午(1930)七月初旬,由途中稍觉受凉而起。

[症候] 一起即头疼身热,脘痞腹痛,下痢红白,里急后重,状似渴,不多饮。

[诊断] 脉左小右大,舌色灰黄,头疼身热,脘痞腹痛,热痢下重。此乃暑湿内阻于三焦,积久化热,复感新凉,有以致之。

[疗法] 拟加减滑石藿香汤,以芳香利窍,辛淡渗湿宣气,俾湿化气畅,则痢自止。

处方:飞滑石三钱,白通草一钱,粉甘草一钱,茯苓皮三钱,广藿梗二钱,川厚朴一钱,白蔻仁六分(研后下),上广皮一钱五分,广木香八分。

复诊 一剂头疼身热稍减,脘痞稍舒。惟肠中逆阻,腹痛在大便时仍甚,舌增黄燥。急进加味白头翁汤,清热除湿,以起下陷。

次方:白头翁三钱,秦皮二钱,川黄连八分,黄柏二钱,杭白芍二钱,黄芩二钱。

煎汤取汁分三次服。

三诊 下痢腹痛转增,不思饮食,小便不通,神烦不安,询病者何以延三四日不来复诊。病者云:前几日连往两处就诊,一王某,一姜某,服药均无效,反加增剧,今仍请先生善为疗治。令先以水葱三钱、白桔梗一钱五分,煎汤送服六一散五钱,开提上窍,以泄下窍。

四诊 小便通行,腹痛下痢如前,仍进加减白头翁汤,以起下陷之邪。

四方：白头翁三钱，秦皮二钱，川黄连八分，黄柏三钱，淡黄芩二钱，杭白芍二钱，白桔梗一钱五分。

五诊 腹痛下痢稍舒，惟口渴尚仍喜饮，依前法进步图之。

五方：白头翁三钱，秦皮二钱，淡黄芩二钱，川黄连八分，黄柏三钱，杭白芍二钱，白桔梗一钱五分，鲜金钗三钱，鲜荷蒂三枚。

[效果] 初方恙势暂停，次方病者之母心急，不及服药，即往他处就诊，一腻补，一分利，至小溲瘀塞不通，病势转剧。复延施治，以化湿热开肺气为先，则小溲通行，后以白头翁汤进退调治，至三星期乃获大痊。

[说明] 痢之为症各殊，有发热恶寒者，有发热不恶寒者，有不发热而微恶寒者，有里急后重便脓血者，有里急至圊不出者，有里急不及至圊而出者，有后重至圊稍减者，有后重至圊转增者，种种症状，不胜枚举，岂可同一语也。今祁某之痢，乃是厥阴下痢。由于暑湿内伏，积久化热，下陷厥阴，致成痛痢。王某施以熟地、山萸肉、地榆腻补等品，姜某施以柴、葛、车前、泽泻、木通分利等品，反致小便不通，转增剧象。用腻补药治热痢，原属非是，用分利药治热痢，亦属非宜。夫腻补乃治气虚不固之利也，非用以治痢；至若分利乃治泄泻之成法，利小便所以实大便也，非所论于治痢。况此厥阴下痢，腻补分利皆非所宜，理应仲景白头翁汤法，且白头翁能清除湿热，透发下陷之邪，使之上出，秦皮清肝热，黄连清肠澼之热，黄柏清湿中之热，加黄芩清肠胃肌表之热，白芍调其血中之气。俾气血调和，热清湿化，更照病势浅深，酌参他药，则痢无不愈矣。（《碧荫书屋医案》）

（《医学杂志》1931 年 4 月）

【编者按】···

初起即头痛身热，脘痞腹痛，热痢下重，病尚在表，即当予葛根芩连汤解表清里。所施加减滑石藿香汤主利湿而疏于解表，非其治也。表解不及，病邪入里。复诊见"肠中逆阻，腹痛在大便时仍甚，舌增黄燥"，乃热邪积滞未去，腑实已成，此时当予攻下之剂大承气汤，而非清热利湿之剂白头翁汤。可参《伤寒论·辨可下病脉证并治》："下利，不欲食者，以有宿食故也，当宜下之,与大承气汤。"攻下不及,三诊时见"下痢腹痛转增,不思饮食,小便不通,神烦不安。"后病家又往两处投医,腻补、分利皆非所宜。几经误治,而致小溲瘀塞不通。先以水葱、桔梗煎汤送服六一散,"开提上窍,以泄下窍",属提壶揭盖法,使小便得通,后以白头翁汤调治而痊。

黄连阿胶合白头翁汤治血痢案

翟冷仙

林左,血痢经旬不解,日夜十余次不休,肠疼里急,身热晚甚,口干欲饮,舌前半糙绛,中后腻黄,脉象弦数。此乃阴液素亏,津乏上承,良由温邪郁于荣分,遂致血渗大肠,肠中滋浊稽留,气机痹塞不通,症非轻浅。兹拟生津达邪,清荣化浊法,希冀应手乃吉。

白头翁三钱,北秦皮二钱,淡子芩一钱五分,金银花三钱,净连翘一钱五分,鲜石斛三钱,瓜蒌皮三钱,白桔梗一钱五分,炒赤芍一钱五分,焦山查三钱,生甘草五分,青荷梗尺许(去刺)。

复诊 服前方诸恙未减,而反增烦不寐,舌红绛,苔糙黑无津,脉仍弦数。揣系伏温化热,由阳明而传于厥少二阴。厥阴为藏血之经,内寄相火,厥阴遇热,则血溢沸腾,而下迫大肠,则为血痢。少阴为水火之脏,水亏火无所济,津液愈伤。神被热扰,则烦躁而不寐也。身热晚甚者,阳明旺于申酉,阳明之温热炽甚也。温已化热伤阳,少火悉成壮火,大有吸尽西江之势。急拟黄连阿胶合白头翁汤法,加味图治,以冀弋获。

川雅连五分,阿胶珠三钱,生甘草五分,白头翁三钱,北秦皮二钱,鲜石斛三钱,淡子芩一钱五分,天花粉三钱,金银花三钱,生赤芍二钱,净连翘一钱五分,生山查三钱,活水芦根尺许(去节)。

三诊 服药后已得安静,水火有既济之能,且有微汗,伏温有外解之势,血痢次数亦减,药已中肯,有转危为安之兆。惟阴液大伤,清津无以上供,齿垢唇燥,口渴不欲饮,热在荣分,蒸腾荣气上升,故口渴而不欲饮也。舌仍焦糙,脉仍弦数不静,守原法加味图治,以冀津液来复,邪热退却,始能入于坦途耳。

原方加粉丹皮一钱五分、鲜生地三钱。(《碧荫书屋医案》)

(《中医世界》1932年1月)

【编者按】
....

血痢经旬不解,日夜十余次不休,温邪未去,阴液已伤。初诊以白头翁汤清热解毒止痢,然诸恙未减,反增烦不寐。复诊并用黄连阿胶汤而得安宁。《伤寒论·辨少阴病脉证并治》:"少阴病,得之二三日以上,心中烦,不得卧者,黄连阿胶汤主之。"黄连阿胶汤证为少阴、厥阴合病温病虚证。热利而兼虚烦,亦可参考《金匮要略》白头翁加甘草阿胶汤,治"妇人产后下利虚极",症见热利下重,大便血,心烦不得眠。

....

附子理中汤治寒痢案

许公岩①

乙亥(1935)入秋,天时燥湿不常,疫痢盛行。余日治同症三十余人,可称突破纪录。

潢川第三区区长周某,年近四十,痢下纯白,脉象迟滑,两关尤细,胃呆神疲。询其小便清长否,腹痛否,不后重否,答均如此。据云,治痢单方以及成药丸散,试服迨遍,不惟效益毫无,且日见病增。余曰:"脾寒下痢,非时症可比。俗云,无积不成痢,而言痢无补法,所谓通以通治者。汝病恰居反势,是以愈治愈增,必于健脾之中兼暖脾,岂可复任克伐耶?"以理中汤加附子桔

_____

① 许公岩(1903—1994):河南开封人。中医教授、主任医师,全国老中医药专家学术经验继承工作指导老师。1922年应河南省中医考试及格,取得中医开业执照。先后在洛阳、西安、开封、北京等地行医。1956年开始在北京中医医院内科及北京中医学校从事医疗、教学及科研工作。擅长内、妇、儿科杂病治疗,尤精于呼吸系统疾病诊治,对咳、痰、喘的辨证施治有独到见解。

梗。计：生于术二钱，野台党①三钱，炒伏姜②钱半，云茯苓三钱，熟附片二钱，炙粉草二钱，苦桔梗四钱，伏龙肝一大块去灰为引。

服一剂，觉腹中舒适异常，白冻未减。伊欣然曰："多日之误，今后始知为寒病矣。饮食不思，可否先开胃，俾能纳谷？"大抵寒滞为祟，必温暖使开，开而后下，故服热药，则痢不能止也，俟下净方休。当寒滞初开未完之际，冷气迷漫胃间，胃部之濡动作用，受寒冷而顿停，益呈呆象。生姜辛温醒脾，颇能戟转濡动。遂加鲜生姜四钱，服后能食。复令其继续服食，日尽一剂。五日后白冻全无，而四肢无力。又增生萸肉去核五钱，更服七剂。遂健壮如恒。(《育庐证治偶存》)

(《现代中医月刊》1936 年 5 月)

【编者按】

《伤寒论·辨太阴病脉证并治》云："太阴之为病，腹满而吐，食不下，自利益甚，时腹自痛。若下之，必胸下结硬。"太阴吐利因饮食停滞肠胃，阻滞不化，故有腹痛。太阴主伤寒多，大法温中。治宜四逆辈，四逆、茯苓四逆、白通、通脉四逆、理中等。本案痢下纯白，脉细迟滑，纳呆神疲，小便清长，腹痛，证属太阴虚寒，故以附子理中汤温中。白冻不减，乃冷气客于肠间，津液凝滞而成，故加生姜温化寒滞。可参生姜泻心汤条文："干噫食臭，胁下有水气，腹中雷鸣下利者，生姜泻心汤主之。"因升降不和而水气内停，重用生姜，温散水气。

---

① 野台党：为产于山西五台山的野党参。
② 伏姜：三伏天时，把生姜切片，或与红糖搅拌，于太阳下曝晒而成。

霍　乱

四逆加人参汤并用滑石治寒霍乱案

方秋崖[①]

同治元年(1862)二月,有鲁姓忽患霍乱,肢冷脉伏,吐泻不止。缘岁底冰雪严寒,又值寇乱,深受寒毒。方用高丽参三钱、熟附子钱半、桂枝钱半、甜冬术二钱、细辛四分、吴茱萸八分、淡干姜八分,连进二剂。脉息微续,四肢稍温,泻止而呕不止,胸膈痞塞。

明日烦渴喜饮冷,而入口即吐。于前方减去附子五分、桂枝五分,加母丁香一钱、乌梅一钱、草果仁钱半。下半日四肢又冷,脉又似有如无,口含生梨一片,刻刻欲含,且小便二日不行,痞闷如故。

其人向患三阴疟疾,元气极亏,知其将脱矣。不得已用高丽参二钱、附子一钱、桂枝一钱、细辛四分、姜汁炒川连五分、盐水炒川柏钱半、枳实四分、飞滑石三钱、大麦冬三钱、北五味六分、细叶菖蒲汁三匙、吴茱萸五分。

至半夜得小便一通,烦躁呕逆亦止,手足渐温,得有生机矣。遂用养血滋阴大熟地三钱、归身四钱、高丽参二钱、大麦冬三钱、酒炒白芍三钱、茯苓三钱、车前子三钱、北五味五分、吴茱萸四分、石斛三钱。

明日重用熟地八钱。缘贫参不能常服,换党参五钱,服三剂,犹有微渴。方用六味地黄汤加大麦冬、归身、川石斛、甘枸杞、天花粉,粥饭渐增而愈。

---

① 方秋崖:清末民初江苏娄县医生,人称"方石膏"。

此症危在呼吸,九死一生故记之。

(《神州医药学报》1915年1月)

【编者按】

寒霍乱,肢冷脉伏,吐泻不止,病在少阴,宜四逆辈温之。初服参、附、姜、桂二剂,脉息微续,四肢稍温,阳气稍复。然服后即见烦渴喜冷饮,入口即吐,属阴盛格阳之兆。稍减桂附之量,则阳虚之候又起。故寓猪胆汁之意,在回阳通脉剂中加入黄柏、滑石、菖蒲汁,利其小便。治法可参《伤寒论·辨少阴病脉证并治》:"少阴病,下利脉微者,与白通汤;利不止,厥逆无脉,干呕烦者,白通汤加猪胆汁汤主之。"白通加猪胆汁,以其证见干呕烦,可知此属阴寒内盛,格阳于上。若骤进大剂温阳,必不能受,故加猪胆汁之苦寒以反佐之,亦引阳入阴之意。所幸服后小便得通,手足渐温,烦躁呕逆亦止,俾得阳气来复矣。

四逆加人参汤治中虚霍乱案

杨燧熙[①]

宣统二年秋间,镇城内中街,吕仁安君之内,年近天命,邀鄙人诊治。进其房则姜葱酒气逼人,望其形神败不支,自汗淋漓。闻其声若不接续,问其苦吐泻不已,心中怔忡,切其脉,沉细如无,肢冰音弱。剃发匠用针多处,并以普通治痧丸连服,及痧药吸入。视其舌苔布甚少,渴常思饮,饮必欲热,下咽即吐。揉其胸怔忡即定,按其腹则痛势缓,漉漉有声,察其指爪枯螺瘪。鄙人断曰:中虚霍乱也。令先以独参汤,佐以米饮,接续真元。痧丸痧药阻

[①] 杨燧熙(1866—?):字德懋,一字书培。江苏丹徒(今属江苏镇江)人。幼业儒,喜医学。初从王佩南习岐黄,深得师传。后又学西医。诊病审慎周详,活人甚多。于公益慈善事业,多所赞助。尝襄理《上海医学报》,并创办镇江京江医院、清心医院等。

之,葱姜外治禁之,渐渐肢和汗敛。

处方用潞党参四钱,于术四钱,炙甘草三钱,炮姜二钱,熟附子三钱,乌梅一钱,木瓜三钱,伏龙肝八钱,芦穄稽①三钱,当道草②一株,二剂诸恙较平,再剂其病若失。后以六君、归脾、资生、神香、附子粳米等汤,出入化裁,调理二星期,即康健如初。按此症原因各别,疗法极夥③。《经》以中气不足,溲便为之变,邪在上则吐,在下即泻,在中则吐泻交作。内伤寒,外伤暑,内伏热,外伏寒,更有气郁、积劳、食滞、风淫、火迫、湿扰、燥伤、蛔虫、房劳、忧愁、喜怒悲恐惊等,再参考地之南北,审慎立方,其效无不如鼓之应桴。

(《绍兴医药学报》1916 年 6 月)

【编者按】

吐泻不已,又加姜葱发散,自汗淋漓,心悸怔忡,脉沉细如无,知其气津已竭。先以独参汤,佐以米饮,益气生津。少阴吐利乃因中阳虚竭,不能吸收水分,转化津液,急转直下所致,必致心阳衰竭,津液消脱。中虚霍乱,急当温中,宜四逆辈。《伤寒论·辨霍乱病脉证并治》:"恶寒脉微,而复利,利止,亡血也,四逆加人参汤主之。"无利可利,故云利止必亡血。此为阳虚脱液,今谓严重脱水。四逆汤回阳,人参生津,此参附并用,属回阳救阴法。后以六君、归脾、资生、神香、附子粳米等温中益气之剂出入化裁而愈。

平胃散二陈汤治湿痰霍乱案

蔡东荣

[病者]琼山,海口市,王宏正,年五十五岁。

---

① 芦穄稽:即甜高粱,又名芦粟、芦稷、芦黍。
② 当道草:即车前草。
③ 夥(huǒ):众多的。

［原因］宿有疝气痰病。孟冬初旬,因疝气发作,小腹绞痛,服治疝药一剂,疝略愈,忽变霍乱。

［症候］初起时,频吐不止,腹绞痛,大汗出,续而大泻二次,四肢厥冷,小便微滴数点,吐泻之物甚腥臭,目陷身重,人事不甚省矣。

［诊断］诊得左手脉伏,右手似有似无,揭开其口,察其舌苔,白苔布满其舌,微带黄。审症与脉,乃系湿邪为患,湿邪夹火夹痰,弥漫中州,使其清浊不分,遂为上吐下泻、腹绞痛等症。

［疗法］治之之法,须祛其湿邪,降其痰火,使中州得清,胃气得复,则清浊自升降,而各症自平矣。先用平胃散祛湿为君,并用二陈加藿香、香附、黄连、苡仁、陈茶,降痰清火渗湿之品以佐之。

处方:茯苓六钱,苍术二钱,陈皮一钱五分,厚朴根二钱五分,半夏二钱五分,香附二钱五分,藿香一钱五分,黄连一钱,苡仁五钱,陈茶二钱,甘草一钱。

次诊 连服前方二剂,各症减半,人事略清,仍依前方加减。

次方:茯苓六钱,苍术二钱,陈皮一钱五分,厚朴根二钱五分,半夏二钱五分,香附二钱五分,扁豆三钱,白芍二钱五分,苡仁五钱,陈茶一钱五分,黄连一钱,甘草一钱。

［效果］前方服一剂,各症尽平。改用四君六君,调理脾胃而康。(《爱松堂医案》)

(《杏林医学月报》1932 年 3 月)

【编者按】..

《景岳全书》卷之二十《明集、杂证谟》:"故凡治霍乱者,必宜以和胃健脾为主……霍乱初起,胃口不清,邪气未净,或痛而呕恶不止,察其邪甚于上者,宜和胃饮、神香散或平胃散,择而用之;邪甚于下者,宜五苓散、胃苓汤,或苓术二陈煎之类主之。"湿邪弥漫中焦,故以平胃散、二陈汤祛湿为治。初诊次诊皆以茯苓为君,治湿不利小便,非其治也。

白虎汤、六一散治妊娠暑热霍乱案

蔡东荣

[病者] 琼山郡城内,陈明记妇,年二十余岁。

[原因] 丙寅夏,时行霍乱,因冒暑热,兼伤生冷,致成此患。

[症候] 初起时,上吐下泻,腹绞痛,大渴引饮,恶热喜凉,四末厥冷,小便点滴不通。

[诊断] 已经二日,更医三位,均不见效。初延余诊时,见其面浮垢腻,舌苔白厚中间黄,脉沉伏,重按似有似无。合以上各症参之,系冒暑热霍乱无疑。察其形气,无甚危险,许以可治。

[疗法] 既冒暑热,又挟生冷湿邪,暑湿为祟,法当分解。先用白虎芩连以清暑热,再加胃苓、六一、木通之类,以渗利湿邪。但渗利之剂,多能堕胎,如畏不用,似无方法,竟与服。

处方:生石膏七钱,知母三钱,茯苓七钱,苍术二钱半,朴根二钱半,陈皮一钱,生甘草一钱,猪苓四钱,泽泻三钱,川连一钱半,黄芩三钱,木通二钱,加六一散五钱调服。

[效果] 前方服三剂全愈,胎亦无损。《内经》曰:有故无殒。信然。(《爱松堂医案》)

(《杏林医学月报》1932 年 5 月)

【编者按】 ....

既冒暑热,又挟生冷湿邪,发为霍乱。吐泻腹痛,大渴引饮,恶热喜凉,四末厥冷、小便癃闭皆乃热深厥深之象。此热霍乱,治宜清解与利湿并用。先用白虎芩连清解暑热,再加胃苓六一渗利湿邪。《金匮要略》仲景用治妊娠水气,专用渗利之剂,而一无所忌,"妊娠有水气,身重,小便不利,洒淅恶寒,起即头眩,葵子茯苓散主之"。冬葵子、茯苓皆利小便,治妊娠水肿,水去则胎安,《本经》并无堕胎之明文。妊娠暑月霍乱,暑热兼伤生冷,吐泻腹绞痛,亦可予砂仁于清热剂中,温中行滞,理气安胎。

蚕矢汤治热霍乱案两则

梁长荣[①]

(一)

[病者]宋黄氏,女,五十六岁,住官柴巷三八号。五月十八夜十二时初诊。

[原因]伏湿伤暑,况居屋湫隘[②]不洁,最易受病。

[症状]吐泻交作,初一二次有带粪,以后纯是米泔色清水。经西医疗治,服药注射,十五小时后无效。

[诊察]面黄肢削,眼陷声嗄,指螺瘪,爪青白色,腕冷,手足抽搐转筋,汗泄,口渴,舌本红带黄苔(夜间诊症白苔与黄苔非辨不知),腹痛,小便闭,六脉微而数,至数分明。据云自晨至今,服西药及注射反剧。综上观察,霍乱之险症也,所幸六脉至数分明,精神清醒,徇有一线生机可乘,急速投剂,当能挽救。

拟方:佛藿香二钱,宣木瓜二钱,晚蚕沙二钱,五灵脂三钱,峨眉连二钱,川朴花一钱,益母草三钱,鲜竹茹五钱,樟树木钱半,带皮山栀子二钱。

另用赤土四两,食盐二钱,和水,用筷抉透,澄清,以水煎药。

立方后,并嘱至明早九时,连进二剂,须服完。每剂又须分三四次冷饮,并教以禁戒。转筋腹痛,须用帛紧束腹际。四肢厥冷,用酒精加滚水湿透毛巾摩擦之。转筋,用木瓜食盐喷酒炒熨之。切忌米食,凡饮食不可乘热进。粪桶投下绿矾。吐出之物,用灰粉散布(附:小水短,不宜木瓜,但转筋太

---

① 梁长荣:行医于福建厦门,诊所设于厦门民国路三下号,擅长内科。1932年受聘为厦门国医专门学校教员,1934年8月主办《晨光国医杂志》。
② 湫隘(jiǎo ài):低洼狭小。

甚,故不得不暂用之)。

复诊 昨夜连进两剂,至今晨复诊,吐泻转筋厥冷皆止,声嘎螺瘪恢复,惟口渴舌红苔黄,腹中时鸣下气。脱离危险,已履坦途,仍照前方加减以进。

拟方:佛藿香钱半,白莲瓣五钱,川朴花一钱,绿枳壳钱半,条子芩二钱,滑石心四钱,益母草三钱,峨眉连二钱,荸荠十粒。

丝瓜皮一两,煎汤代水煎药。

三诊(五月二十一日) 前症悉除,惟口渴未止,时有腹鸣下气,绝无他苦。仍主前方加减。

拟方:佛藿香钱半,白莲瓣五钱,扁豆衣三钱,绿枳壳一钱,以朴花一钱,条子芩二钱,滑石心五钱,活芦根四钱,枇杷叶二钱,粉甘草七分。

连服二剂。时以六一散莲瓣代茶,以清余气,可免再服药。

[说明]按此热性霍乱,假定误服桂附热剂,则立至危殆。此症自始至终,惟樟木性热,朴花性温,其他皆寒冷之药。孟英之法,最合此症。

(二)

[病者]尤赖姓女童(苗媳),年十四岁。住官柴巷晋利□店。五月卅日初诊。

[原因]廿九日往山上溪边洗衣,受暑热所伤,回来晚上又往观剧,至卅日晨三时,症发作。

[症状]吐泻交作,腹中绞痛,泻下纯是米泔色之水,脚转筋甚剧,手足厥冷,声嘎口渴。

[诊察]六脉虚软而数,重按无力,为伤暑而得之明证。腹痛吐泻,口渴喜饮,舌本红,苔粗而黄,眼陷,螺瘪,气粗,爪青紫色,微带烦躁象,精神幸尚清醒。早晨曾饮米汤,未久而吐出。此霍乱之险症,幸属热性,较有希望,当遵禁戒,方得安全。

拟方:佛藿香二钱,峨眉连二钱半,条子芩二钱,六一散八钱,宣木瓜二钱,晚蚕沙二钱,五灵脂三钱,活芦根八钱,丝瓜皮八钱,鲜竹茹五钱,樟树木一钱。

另用赤土和盐水搅透,与药汤对调服之。至下午五时,须连进两剂。病转如何,到寓报告。立方后,并指导以禁戒防止救济消毒等法。

复诊 越日午十二时延诊,状甚惶急。询其症状,不言,惟要求速往。至则症状大异,目直视无神光,气息吸深呼促,舌绛带紫,苔焦黄,唇裂齿干,断带血迹,肌肉现紫色,大渴引饮,饮即吐,泻下纯水而不自知,裂衣弃被,卧不着席,烦躁带狂状。询以自觉病状,皆不能致答。脉象左沉数有力,右模糊不可寻按。左肘有注射疮,余观状,深为不解。问昨日之药服否?其家属曰:服及半剂,而吐泻不止,故再转延西医。询曾服其他中药否?嗫嚅不敢对。余辞不立方,其家属诚恳要求,始实告昨日未请先生之前,曾有乡亲尤先生,先服一剂,继延先生施治。初剂服将及半,而尤先生再来,看药单,谓不可服,如要服,定必无救。尤先生再写单方,命急煎服,洋参用至二元五角。服后症转重,今求先生救之。余索尤先生之方视之,回阳救急,重用参、桂、羌、附。余曰:殆矣,余不能为力也,但姑尽天职,以听天命。

急用西瓜汁、莱菔汁、地浆水调和,送下紫雪丹三分。

每十分钟送紫雪丹三分,至西瓜、莱菔、地浆等可随意代茶恣饮。

拟方:生石膏六钱,滑石心五钱,益母草五钱,泡桃仁钱半(打),本红花四钱,山栀子三钱,鲜竹茹一两,活芦根一两,延胡索一钱,五灵脂三钱,威灵仙二钱,穿山甲钱半,送下紫雪丹七分。

[说明]按此症纯是热性霍乱。妄投辛热之药,致热深厥亦深,血滞不行,故肌肉呈现紫色。今以退热破血行血,恐亦莫追,不过聊尽人事而已。翌日不再延诊,当是殆矣。(《不刻意斋医事偶存》)

(《杏林医学月报》1932 年 12 月)

【编者按】

王孟英《随息居重订霍乱论》:"热霍乱,流行似疫,世之所同也;寒霍乱,偶有所伤,人之所独也。"热霍乱病在三阳,宜石膏、芩、连清而愈之;寒霍乱病在三阴,宜理中、四逆、白通温而治之。王氏创"蚕矢汤""连朴饮"诸方,皆为热霍乱之良方。蚕沙治霍乱转筋,借鉴自《金匮》鸡矢白散。王氏称其为"诸霍乱之主药",既引浊下趋,又能化浊使之归清,性较鸡矢更优。热霍乱病入血分，用益母草，乃取其逐瘀利水之效。王氏云："斑点深赤，毒在血分者，浓煎益母草，少投生蜜，放温恣服，取效最捷。以其专下恶血也。"案一连进二剂，即转危为安，隔日吐泻转筋皆止。其服药禁忌及外治法亦相得益彰。

陈虬《瘟疫霍乱问答》云："富贵之家，医生杳至，必有一二剂参、桂、姜、附，催其速死。而贫寒无力者，或恣饮黄泥水、雪水、西瓜，多有得生。"案二热霍乱见手足厥冷，乃热深厥深之象，他医以为虚寒而妄投辛热之药。温病误温，使病势转危，症见热炽血衄，大渴引饮，烦躁如狂，一派亡阴之兆。后虽施以大剂清气凉血亦难挽危局，殊可惜也。

三物备急丸治干霍乱案

陈青云

绞肠痧一症，又称为干霍乱，以其肠中疼痛，如绳索之紧绞，故谓之绞肠痧，以其不吐不泻，挥霍撩乱，故谓之干霍乱。其症最为危险，春夏秋冬皆有之，大都不离寒中三阴，宿食停滞。腹痛时身体怯寒，阵紧一阵，甚至肢冷脉伏，面色洁白，阴盛阳衰。若不急治，数小时可以毙命。时医皆用温通消化之法，所谓痛则不通，通则不痛。普通治疗，何尝非是，然有效有不效者何也？寒食积滞，固结莫解，邪无去路故也。

近予治一男子，亦患是症。西医用时疫药水，痧药水，服之皆无效。改诊中医，咸用消化温通之剂，依然疼痛如故。予用莱菔子、山查炭、槟榔、厚朴、木香、广陈皮、砂仁末，加三物备急丸四分，开水送下。未几，便泻数次，其痛若失。次日肚腹膜胀，用胃苓汤减猪苓、桂、茅术，加神曲、麦芽、砂仁、枳壳、大腹皮，腹胀又除。次日转右胁痛，呃忒不止，用旋覆代赭汤去姜枣，改人参为粉沙参，加郁金、枳壳、广陈皮、柿蒂、丁香、老刀豆，呃忒胁痛亦愈。

治时症大法，不外松经络，通脏腑，使邪有去路，而后病可全愈。绞肠痧仅仅用消化温通,轻症非不见效。若遇重症,如闭门逐盗,盗有不困兽犹斗,铤而走险者乎?愈治愈剧,亦何足怪。用药如用兵,兵贵神速,用药亦然。予治绞肠痧,无论春夏秋冬,温化之外,皆用三物备急丸三五分(量人虚实酌用)。便泄数次后,使肠中寒积,一律肃清,腹痛霍然,可立而待。嘱病者三日内忌食荤腥油腻,吃锅焦稀粥,安养胃气,数十年来,全活甚众。未始非愚者一得也。

(《神州国医学报》1932 年 12 月)

【编者按】

三物备急丸以荡涤积垢为能事。《本经》巴豆"主荡练五脏六府,开通闭塞,利水谷道";大黄"主荡涤肠胃,推陈致新,通利水谷"。可知巴豆荡练偏及五脏六腑,大黄荡涤只在肠胃。巴豆、大黄同为峻烈泻下药,巴豆性温,大黄苦寒,巴豆宜于寒凝积聚,大黄用于实热燥结。虽禀性各异,然亦有其共性,以并具斩关夺门、勘乱却病之功。《千金》三物备急丸所以巴豆、大黄同用,以两药不仅峻猛攻下,更有破癥瘕积聚之能。盖有形实积必赖此两味,始得瘀瘀并除。治干霍乱,用温化之剂,腹胀腹痛不减者,可用三物备急丸三五分,肃清寒积,属通因通用之法。

吴茱萸合大承气汤治寒热错杂霍乱案

陈启成

民国十年(1921)秋日,宏承号陈君大寿之妻,霍乱吐泻,清浊混淆,四肢厥冷,病甚危笃。中医以王孟英连朴饮加术不愈,西医以药水针亦不见效,恐慌靡常,邀余诊视。厥逆无脉,危在顷刻。问所吐酸水,乃是肝木犯胃也;下利热溏,乃热结旁流也。

《内经》云:诸呕吐酸,暴注下迫,皆属于热。仲圣所谓热深厥亦深也。

遵伤寒治法,以四逆散转其阴枢,温胆汤和其肝胃,益元散清化暑毒。方用柴胡钱半、生白芍三钱、炒枳实钱、清甘草七分、鲜竹茹三钱、陈皮一钱三分、仙半夏钱半、益元散四钱、鲜荷叶二角。余曰:服药后四肢见达,有生路矣。

次日四肢已温,人事尚未识,面白音嘶,目瞶耳聋,汤水不纳,大便闭塞,有内闭外脱之象。此上下格拒不通,非仲圣吴茱萸汤以开格回阳,大承气以急下存津,木香、槟榔以降气通幽,断断不能挽救也。方用高丽参一钱、吴茱萸钱五、生姜三钱、红枣五枚、炒枳实一钱五、川朴钱五、大黄二钱、元明粉一钱五分、木香八分、槟榔一钱五分。服药后,下午大便即下,阳气乃回,人事清爽,脉亦见出。

三日惟四肢体疼,心下结痛,咯痰艰难,头眩泛恶,舌苔浊腻,弦象弦滑。遂以桂枝汤和其血脉,小陷胸汤攻其结胸,温胆汤蠲其痰饮。方用桂枝一钱、生白芍三钱、清甘草八分、生姜二片、红枣三枚、黄连八分、栝楼实四钱、仙半夏二钱、鲜竹茹三钱、陈皮钱三、炒枳实钱三、益元散三钱、橘络五钱、丝瓜络一两。二帖后,诸症皆失。后因饮食不慎,四肢浮肿,腹胀纳呆,以五皮饮佐保和丸而愈。

启成按:此症上下格拒,声嘶欲脱,奄奄一息,危在顷刻。虽以吴茱萸汤开格回阳,而无承气急下存津,其能相济成功乎?当时生机勃勃,仿许学士温脾汤法,不用姜附者,因其人吐泻之后,津液已亡,何可再以姜附刚剂灼阴助虐。观仲圣《伤寒论》厥阴篇当归四逆汤可知,是在临症细审,否则未有不卤莽从事操刀杀人也。(《退思轩治验》)

(《神州国医学报》1933 年 10 月)

【编者按】

本案霍乱吐泻,四肢厥冷、脉微欲绝与呕吐酸水、下利热溏并见,证情危急,属寒热错杂,表里同病。《伤寒论·辨少阴病脉证并治》:"少阴病,吐利,手足厥冷,烦躁欲死者,吴茱萸汤主之。"可知吴茱萸汤与四逆、白通等汤之四逆烦躁吐利,有根本不同,吴茱萸汤表在阳明,里在少阴。此四逆为假四逆,实属少阴表证,而非真阳欲绝,故以吴萸替代附子,生姜替代干姜。又云:"少阴病,自利清水,色纯青,心下必痛,口干燥者,可下之,宜大承气汤。"少阴亦可热化,下利热溏、心下结痛,即吴又可所谓热结旁流,宜承气急下存阴。次诊时四肢回温,而神识未醒,大便闭塞,表稍和而里实仍在,故用吴茱萸合大承气汤寒温并用,表里同治。

麝螺遏脐法治热毒霍乱案

王会贞[①]

霍乱一症,种类不一,有寒霍乱、热霍乱、阴寒霍乱、暑湿霍乱、干霍乱等,种种病因与治疗。先哲近贤,发挥详尽,对症施药,无不效若桴鼓,此无容敝人重述者也。惟前岁夏余经治热毒霍乱一案,考之历代医书,既未有记载,按之近贤亦绝少发明。际兹西术东侵,国医日在风雨飘摇之中,为医者职责,自应群策群力,共图自奋。虽有一得之见,亦当公开研讨,期达改进。是则敝人治验热毒霍乱一案,非敢自秘。兹述此症病者,病因、诊断、治法、方药、效果列于下,俾同志相与研究焉。

[病者]李某,年三十余,住行春门,业农,平时体质强健。

[病状]肚腹发剧烈之疼痛,吐泻色红如血水,自下午至夜,达二十余次,药虽入口转即吐出。音低,皮肉削脱,六脉沉软如绵,舌苔焦黑而边露黄,口渴甚,汗大出,小便点滴不通。

[病因]时屈季夏,适值农民收割之期,而病者在外既饱受浊热之熏蒸,归而复增酒腻物之遏滞,互相胶结,伏于肠胃,乘其机而猝发,致脾胃升降失司,挥霍扰乱也。

[诊断]舌苔焦黑,热极之象,小便不通,气闭之征。因其热极结瘀,则吐泻之水而变红。因其气闭津伤,则肚腹痛烈而口渴甚也。吐泻无度,中气

---

① 王会贞:民国时期在处州(浙江省丽水市的古称)行医治病。王氏与庄兆雄、唐国俊、王以文等人合编《鼠疫验案》。

衰败，不能鼓运脉管，则脉见沉软如绵。热毒攻冲，脏腑之气不挡，表不守，故迫汗大出也。依上论解，即断为热毒霍乱之重候。

[治法] 宜攻逐肠胃之积毒，救津通便为急要，内外并施，期于速效。否则热毒上攻，有闷乱之变，津液枯竭，有内风之虑。

方药(旧秤)：生大黄钱半，南查灰①三钱，小枳实二钱，川连二钱，黄芩二钱，木通二钱，白茅根一两，滴水沉七分，淮牛膝三钱，吴萸钱半，赤苓三钱，车前三钱。

日服二剂。

外治法：以麝香一分填脐中，螺蛳一碗捣细遏于其上。

口渴代茶：以白茅芯煎，渴时时饮。

[效果] 内外施治甫一小时，即有小便数滴色若红酱，痛泻减，尽服二剂，而痛泻遂绝。

翌日复诊 脉转洪数，苔转黄厚，小便色红而短，此温毒尚盛，宜利便以导之，即用六一散五钱，金银花四钱，元参三钱，黄芩二钱，黄柏钱半，牛膝三钱，赤苓三钱，车前三钱，木通二钱，枳壳一钱。

连服三剂而全愈。

[说明] 本症初起，先延某老医诊治，服药二剂无效，次日始改延余诊。阅前医之方，所列藿香、蚕沙、滑石、川连、吴萸、枳壳、泽泻、黄芩、茅根等药。此虽温热霍乱之正治，然对此症施用，实属病重药轻，无济于事。余当即处方，嘱连服三剂，并告以外治法，与茶饮法。但病者一剂始下，即有其弟闻警导他医至，批余方沉香、枳实、大黄三味不遗余力，其对病家曰："本症脉象沉细无神，何得用沉香、枳实以败其气？大泄绵连，焉能再用大黄以助其下？他药无关，而此三味切不可与服。"幸病者已觉见效，置诸不理，接服而起重险，诚病家之福也。至余立方本意，所以用沉香、枳实者，诚以此病上冲力太猛，每致药入吐出，惟恐吴萸、川连不足济事，故以此二味气力充足，先直达大肠，以开其闭。三黄解毒去积，茅根化瘀清热生津利便，查炭、牛膝行血逐

---

① 南查灰：应为"南楂灰"。

瘀，其余赤苓、木通、车前不过为助利便之用。至于茅心煎汤代茶饮，及麝螺遏脐法，与内服药相辅而用，诚为此症治疗之大功臣也。

（《光华医药杂志》1934 年 9 月）

【编者按】

　　本案以生军、芩、连解毒去积，沉香枳实引药下行、辟秽化浊，并用凉血化瘀、通利小便之品。霍乱吐泻无度，汤药茶饮不下时，尤需外治法并进。所用麝螺遏脐法，可参《丹溪心法》卷二《痢九》："治噤口痢，封脐引热下行，田螺肉捣碎，入麝香少许，盒脐内。"《本草拾遗》田螺肉："煮食之，利大小便，去腹中结热，目下黄，脚气冲上，小腹结硬，小便赤涩，脚手浮肿；生浸取汁饮之，止消渴；碎其内敷热疮。"用治噤口痢，取其清热利水解毒之效。

痘　疹

保元汤治险痘逆证案

颜伯卿

　　浙宁周少驭君之长孙，癸丑（1913）二月，延秦姓儿科下苗种痘，时五岁。三日，发热烦渴而恶寒，甫见点则面，身密如雨点，惟四末不见。次日，厥逆、寒战、咬牙，不省人事，痘形平扁不起。古书谓"四空"，又曰"茱萸痘"①，额上印堂钻顶，此逆候也。秦医束手无策，又延幼科李、陈两君，有用羚、犀、石膏者，有拟荆防败毒者。周为余之内戚，挽为设法。

　　诊其脉弦紧少力，无汗。谓曰：此未下苗之前，外感风寒未经解表，及下苗后，其内脏胎元毒火本可循序透出，因被外邪束住，气血营卫凝滞，脾胃升降失职，脾司统血而主肌肉，胃司传化而主四末，气血凝而痘毒聚，所以手足掌不出而犯四空，职是故耳。以天花见点后平扁不能灌浆论，必须扶元托毒。而寒战厥逆是外邪不达，补托未免闭门助盗粮，使邪无出路。若宣泄表邪，又顾虑其元虚，毒火内陷。再四筹思，仿仲景太阳中篇之桂枝加葛根汤以解肌，医治太阳、阳明经邪，加独圣散②、穿山甲五分（烧存性），木香三分（研末，调药服），以防毒火内陷。是夜，寒战、咬牙、厥逆稍瘥，四末略见几点，惟面上痘粒

---

　　① 《景岳全书》卷之四十三《烈集痘疹诠》："四围起而中心陷者，名茱萸痘；平扁不突者，名曰蒸饼痘，此则有凶有吉，稀者轻，密者重。"

　　② 《幼幼新书》卷第十八《斑疹麻痘·疮疹已出未出第五》："茅先生，小儿发疹痘。独胜散，牛蒡子（半两）、白僵蚕（一分）。上为末，每服一大钱，水六分盏，紫草二七寸，同煎四分。连进三服，其痘便出。妙。"

锁印环唇，仍是黑陷青浆不起，大便泄泻，根脚色淡，险象毕露。此外邪甫解，元气大虚，不能送毒外出，而余邪陷入太阴脾经，当行浆之时，大便泄泻不止，过第七日则难挽救矣。不得已，拟保元汤加味。生黄芪四钱，吉林参钱半，炙草一钱，于术钱半，茯苓二钱，当归、川芎各一钱，附片、肉桂各五分，鹿茸血片四分（酒炒研末，冲入药）。次日，大便泻止，上部痘粒起顶，黄浆大见，根脚红活。又进熟地、高丽参各二钱，于术、黄芪各三钱，当归、白芍各钱半，炙草六分，用以培元，调气血。第九、十日面上先回，下部手足续灌黄浆，稍能进粥。惟痘疮味极臭，此脏腑之毒透出汗孔，乃佳兆也。至十三朝，结痂如琥珀色，舌绛破，口渴，咳嗽，失音，痘痂不落。此胃肺之阴皆虚，毒火仍炽，用清燥救肺去麻黄①、阿胶，合叶氏养胃汤②，连进四五帖收功。《隐溪医案》

（《神州医药学报》1913 年 7 月）

【编者按】⋯⋯⋯⋯⋯⋯⋯⋯⋯⋯⋯⋯⋯⋯⋯⋯⋯⋯⋯⋯⋯⋯⋯⋯⋯⋯⋯⋯⋯⋯⋯⋯

小儿元虚，不能足浆，浆不足，则毒不泄，而见痉厥神昏，痘陷不起。寒战厥逆是邪仍在表，先以桂枝加葛根汤解其表。《伤寒论·辨太阳病脉证并治法上第五》曰："太阳病，项背强几几，反汗出恶风者，桂枝加葛根汤主之。"此项背强乃外感风寒而起，只在太阳、阳明中风之表，实非痉病。当此之时，急与桂枝加葛根汤，或葛根汤、瓜蒌桂枝汤，按证治之。如坐失时机，由中风表证急转成温，而为风温，则身强汗多，筋脉瘛疭，神志昏沉，痉病成矣。外邪即解，寒战咬牙厥逆稍瘥，痘粒仍黑陷，青浆不起，根脚色淡，泄泻不止，皆气虚之象。托浆之法，前贤多用保元汤等温补之法，本案又合入鹿茸培元固本。药后痘粒起顶，黄浆大见，根脚红活，大便泻止。痘以发透为吉，起浆必赖气血滋培，毒邪方能自内达外。病现转机，仍主温补气血，催浆结痂。后以养肺胃之阴而收功，步骤井然。

⋯⋯⋯⋯⋯⋯⋯⋯⋯⋯⋯⋯⋯⋯⋯⋯⋯⋯⋯⋯⋯⋯⋯⋯⋯⋯⋯⋯⋯⋯⋯⋯⋯⋯⋯⋯⋯⋯⋯

---

① 清燥救肺汤原方无麻黄，疑为麻仁。
② 养胃汤：是清代叶天士创立养胃阴法的代表方剂，由沙参、麦冬、玉竹、桑叶、石斛、白扁豆、甘草组成。

益气托浆法治儿科痘证案

袁绿野

赵，襁褓小儿。温邪多服表药，以致出痘，于今六朝。观点粒稠，满布遍体，亢热而渴，呛咳多痰，双目炯炯，舌苔焦黄。然浆上未半，已纹绉顶焦，为毒重壅闭，气血两衰之候。儿体虽肥，中气必虚。良由人小痘多，正不敌邪，曷能化毒为浆，譬诸贼势猖獗，兵粮两乏，难操胜算矣。姑以益气活血，解毒提顶一法，以观进退。

西潞党一钱半，生黄芪一钱半，酒当归一钱，红花一钱，紫草一钱半，炙僵蚕一钱半，炒牛蒡子一钱半（杵），人中黄一钱半，金银花一钱半，紫花地丁一钱半，皂刺一钱半（杵），雄鸡冠血①十滴（冲服），笋尖二两，甜酒酿二两。

二诊 昨方服后，神气颇静，周身痘粒圆绽，起立较多，双目亦封。惟燔热如焚，大有燎原之势。上焦肺胃受其薰灼，以致痰多咳剧，据述大便黄黑黏浊，是火毒下驱，腑气通畅甚佳。然际兹正邪对垒，辅正冀可敌邪，仍依原法增减八九，风波不起，可许无虞。

西潞党一钱半，生黄芪一钱半，炒牛蒡子一钱半（杵），炙僵蚕一钱半，桔梗一钱，人中黄一钱半，紫草一钱半，金银花一钱半，连翘一钱半，紫花地丁一钱半，雄鸡冠血十滴（冲服），笋尖二两。

三诊 天花八朝，浆已渐足，而色润不似前之枯燥矣，其痘粒四周之红晕，已渐消灭，为毒已化浆之征。据述昨服药后，咳呕胶痰甚多，为上焦蕴毒已有宣泄之机，可云正气战胜毒邪矣。然呛咳烦渴，舌绛无津，为营热炽盛之象，值此紧要关头，讵可功亏一篑，于清营解毒之中，仍当稍辅其正。

---

① 《痘疹心法要诀》卷二《痘形并证治门》"灰陷白陷"："气血虚寒不振扬，灰白陷顶少脓浆，速用参归鹿茸剂，鸡冠血酒更堪尝……鸡冠血酒，用大雄鸡一只，先将白酒一杯炖温，次刺鸡冠血数点，滴入杯中和匀，仍炖温调煎药内服。"

粉丹皮一钱半,紫草一钱半,银花一钱半,连翘一钱半,人中黄一钱半,桔梗一钱,炒牛蒡子一钱半(杵),炙僵蚕一钱半,杏仁一钱半,生黄芪二钱,雄鸡冠血十滴(冲服),笋尖二两。

四诊 天花九朝,浆虽十足而圆绽,然咳嗽痰多,烦躁音嗄,舌仍干绛,大渴频频,细思火毒虽得煅炼而成浆,前当火邪炽盛之际,其营液不无大耗,今以全力而克敌,敌势虽云溃散,不虞流而为匪乎?亟当清化营热,以肃肺胃,解毒尤为吃紧,昼夜看护勿懈,不致厥喘乃吉。

元参三钱,丹皮一钱半,银花一钱半,紫草一钱半,人中黄一钱半,桔梗一钱,炙僵蚕一钱半,炒牛蒡子一钱半(杵),炒瓜蒌霜一钱半,真川贝一钱半,杏仁一钱半,鲜芦根一两(去节),鲜枇杷叶三片(刷毛、绢包)。

五诊 天花十朝,已渐堆沙靥痂,述昨午后曾经欲厥之险,服药后风波始定。今观舌色仍然干绛无津,其痰多咳呛音嗄如故,所幸二便如常,腑气无阻,虽然其上焦之痰火蟠踞如斯,难无再厥之虑。

元参三钱,鲜生地五钱,丹皮一钱半,紫草一钱半,天竺黄四钱(先煎),炒瓜蒌霜一钱半,真川贝一钱半,杏仁一钱半,赖氏红①一钱,人中黄一钱,鲜芦根一两(去节),鲜枇杷叶三片(刷毛、绢包),金银花露二两(冲服)。

六诊 天花十一朝,昨药服后,颇觉气平神静,唇舌皆已回润,津液渐复,而痘痂已渐脱落,可云已出险关矣,惟咳嫩音嗄,仍是痰多,此乃肺胃久为蕴毒薰灼,阻其清肃之令也。

炒瓜蒌仁一钱半(杵),真川贝一钱半,嫩射干一钱半,马兜铃一钱半,赖氏红一钱,杏仁一钱半,元参三钱,丹皮一钱半,桔梗一钱,生甘草八分,鲜枇杷叶三片(刷毛、绢包),银花露二两(冲服)。

七诊 痂落已半,声音亦稍转清亮,厥功虽可告成,而咳嗽仍作,是余毒留恋肺经,宜于肃肺化痰之中,仍佐解毒以善其后。

南沙参三钱,甜杏仁二钱,生苡米三钱,桑白皮一钱半(清炙),马兜铃一钱半,京川贝一钱半,炒瓜蒌霜一钱半,丹皮一钱半,生甘草八分,白果五枚,

---

① 赖氏红:即化橘红,出自广东化州赖家园者。位于化州市河西宝山路的赖家园,自明、清以来就以产橘红而久负盛名。

鲜枇杷叶三片(刷毛、绢包),银花露二两(冲服)。(《容膝轩医案》)

(《医界春秋》1930 年 4 月)

【编者按】

福祙小儿,痘出六日,观点粒稠,满布遍体,亢热而渴,呛咳多痰,理当辛凉解表。然正气已虚,浆上未半,已纹绉顶焦,为毒重壅闭兼气虚之候。六七日间,宜用益气托浆药,多不过一两帖,务令浆满顶起,以免后患。热毒壅盛,双目有神,并非一派逆证,故益气与清热解毒并举,连投两剂,起粒浆足。然毒邪尚重,不继用温补,又见呛咳烦渴,胶痰甚多,转用清营解毒,以泻营阴炽热,并用清热化痰之剂,防其痰厥。

温清并用治痘陷兼血痢案

李健颐①

[病者]曾妻,年三十四岁,住平潭五庙边。

[症象]身发肚热,口常微渴,心烦不寐,腰背痹痛,三四日遍身痘点涌出,蓬生簇簇,面部更甚,平陷不起,痘色清白,状如蛇皮,腹痛泻痢,兼下夹杂深红血水,里急后重,屡下无多,日夜五十余次,倍极狼狈。

[原因]初起发热,即服发表药,汗流太多,表气大虚;又服石膏、芩、连、大黄、泻叶,一派苦寒攻下之药,里气又虚,以致痘毒不发,而反内陷于里。毒攻肠胃,变为泻痢。表虚里弱,气血不能蒸毒起胀,故痘平如蛇皮状。且过下必伤阴,阴伤及肾,肾毒不发,心肾不交,故心烦不寐,腰背痹痛。

---

① 李健颐(1893—1967):原名孝仁,号梦仙。祖籍福建晋江县池店乡(今属福建泉州市晋江市池店镇),小时随家迁居平潭县(今属福建福州市)。民国十三年(1924),赴上海中医专门学校求学,毕业后返回平潭,开办诊所、行医。以善治急性热病及各种疑难病症见长。民国二十四年(1935),著《鼠疫治疗全书》,该书集我国近代后期中医治疗鼠疫之大成,有较高的学术价值。著作另有《新中国医药》《生理新全》《临证医案笔记》《四诊概要》《黄帝内经知要浅注》等。

[诊断]痘症初起忌下,其因误下,痘毒陷于肠胃,酿变成痢。然其所下夹杂黑水血瘀者,皆痘毒之蒸变也。盖痘当报点时,宜蒸长起胀为顺证。今痘凹不起,如蛇皮状者,是为最险。当此之时,若误再误,则生命危矣。故治当揣本齐末,以冀中肯,即可转危为安。

[疗法]活血则痘起,补气则脓成,气血既壮,痘发必善。又恐内毒炽盛,毒发猖狂,即佐清热泻火。热平火退,又虑无热难以灌浆,再加固表持浆之药,以助灌浆。此法内外相顾,表里兼治,诚至善也。

处方:绵黄芪三钱,秦当归钱半,牡丹皮二钱,赤芍药三钱,紫草皮二钱,黑元参三钱,怀山药四钱,苦桔梗二钱,生地黄四钱,川钗斛三钱,天花粉二钱。

二诊 初服一剂,精神清爽,痘势略起,小颗二三如珠,色浑红肥满,口渴反甚,下利异常,手指痹痛,舌心灰黑。是内毒未解,痘气尚衰,再当补血解毒,以助灌浆。

二方:金银花三钱,当归身钱半,天花粉三钱,绵黄芪三钱,赤芍药三钱,肥知母三钱,天、麦冬各三钱,怀山药五钱,款冬花二钱,川楝肉三钱,元胡索二钱。

三诊 浆水满足,渐变老黄,腹痛下痢稍减。然日夜尚有三十余次,精神疲困,食欲不振。

三方:结云苓三钱,怀山药一两,山查肉三钱,杭白芍三钱,川通草二钱,广木香八分,川钗斛三钱,送下痢敌丸五枚(此丸系颐秘制良药,可治赤白痢最灵,每包一角二分,函购即寄)。

[效果]第三方,连服二剂,手脚之痘,陆续结痂,诸恙俱减。惟所下血水,日夜尚有二三次,腹痛不止。再服痢敌丸二包,滚水吞服而收功。(《余庆轩医案》)

(《杏林医学月报》1933 年 3 月)

【编者按】 ··

先经辛温发散,再经苦寒攻下,表虚里弱,而致痘毒不发,内陷于里。痘陷不起，平如蛇皮，理应补托。兼见血痢，里急后重，又当清热解毒，凉血止痢。治法当温清并用，虚实兼顾。方以归、芪鼓舞气血，并用玄、地、丹、芍清热凉血。然热毒血痢，口渴异常，白头翁汤所当必用。可参《伤寒论·辨厥阴病脉证并治第十二》云："下利，欲饮水者，以有热故也，白头翁汤主之。"疫毒热邪，壅滞肠道，首方即用山药收敛止泻，值得商榷。

成人痘科六则

李秋铭[①]

东莞大埔墟，李朝吉之媳，五十余岁，宛若中年妇。所患血隐四肢，焦紫黑泡。延诊时，已达十六朝。经先延别医诊治，断其死证，嘱办丧事，以待其毙。且放厅中，衣冠已殓，惟有一息尚存，不忍入棺。予诊时，令去衣冠鞋袜，细察其致病之因，乃询：初见标时，恰遇行经否乎？伊家人曰：然。行经时适来忽止乎？又曰：然。予断定经来忽止，将痘毒引入肾脏，不得外出成浆，故其手十指，足十趾，积血如墨，而腰间及脐下，并面部坎卦部位，均有黑色泡子数粒，如此形状，虽属死候，仍有一线生机。用三棱锥将手指足趾刺

---

① 李秋铭（公实）：广东宝安县葵涌（今广东深圳市龙岗区葵涌街道）人，祖传五世医。曾任南京国民政府陆军第四军司令部军医长、宝安普爱医院医生，20世纪30年代在香港行医。其《存本草堂六科方案（一）》自序云："自辍学而受庭训，所读者医书，所受者医理，而所教医术，所授者医诀，研求诸书，无非古之医圣医贤所遗著。分脏腑，别经络，辨阴阳，言营卫，论五运六气诸大端，伏案埋头，数易寒暑。如治航从大海，失却南针；治丝于棼乱，未得头绪。回思医之为术，能活人亦能杀人，岂可以粗心浮气者能乘其任耶？以是一而再，再而三，悉心研求，亦不过笔下谈兵……敢请不敏，改业他图，免为医界之罪。先王父面命之曰：'毋负尔高祖梯山航海，负笈从师，废尽许多心血，欲求后辈世世相传，而不泯灭斯道者。善体亲心，毋自弃为望'……实谬承家学，涉猎六科。而三十年来，间阎见信，医功医罪，弗克自知。"序文末落款为"民国二十三年甲戌季春朔日宝安葵涌存本草堂慎穷山人秋铭李公实"。由此可知，李秋铭少时辍学在家习医，并曾对自己学医的能力产生怀疑，后因受其祖父勉励，不忍抛弃家学，所以才坚持下来。1934年，李氏已有30多年从医生涯。其著有《存本草堂六科方案》《存本草堂医学一知》，前者为医案集，后者为医论集，均在《杏林医学月报》连载。

破,泌出恶血,而腰脐及坎卦之黑泡,外用拔疔散①厚敷,内服调元化毒汤②加丽参。再诊已能起坐,而知痛庠,用清毒活血汤③。复诊时,而腰脐间及坎卦之黑泡,均变红活而转浆。俟后仍用此二方加减出入调理,则灌浆结痂收靥矣。

惠阳淡水鹧鸪岭村,叶李氏,二十余岁。前经种牛痘者,患灰泡无浆,而痘粒稠如串粟,密不容针,小如指头,大如圆眼。延予诊时,已达十朝,而眼目当开不开,身无晕热,不知痛苦,遍身如吹气,痛肿异常,不能反侧,手足不能伸屈,言语低微,不思饮食。观其致病之因,而该妇身肥痰盛,血虚不能行气者,因先延别医,用败毒凉血之剂过多,故成斯症。予用《千金》内托散④,重加丽参、鹿茸,服后身微热而知痛,窠脚起浆,目微开,思进食。仍用原方加实浆散⑤,浆成七八,身肿退,目开进食,身能反侧,手足能伸屈。再依本方加入升阳之药,如羊藿叶等,则浆足而结痂,逐暂收靥而愈。

(《杏林医学月报》1934年7月)

东莞清溪蒲江园,张某,四十余岁。前经种牛痘者,患灰陷无浆,窠脚淡白。延予诊时,则九朝之候,而痘至九朝,须要浆足,方为顺症。兹已不灌浆,反为灰陷。若不早治,至十二朝,必成痒塌抓破,寒战咬牙,而为危候者。

---

① 可参考清代叶大椿《痘学真传》卷七拔疔散,治痘疔未腐者。组成:雄黄、朴消一钱,牛黄、铅粉二分,上为末。

② 调元化毒汤出自《痘疹传心录》卷十九,具有益气活血、解毒透邪之效。组成:绵黄芪(生)一钱,当归身(酒洗)八分,牛蒡子(炒研)七分,人参三分,白芍(酒洗)七分,连翘(去心)七分,木通七分,黄芩(酒炒)五分,黄连(酒炒)二分,防风七分,荆芥七分,桔梗六分,前胡一钱二分,蝉蜕(去头足)十二只,红花(酒洗)三分,紫草茸(酒洗,研末)五分,生地黄(酒洗)一钱,山楂肉一钱,甘草(生,去皮)二分。

③ 清毒活血汤出自《痘疹活幼至宝》卷终,治痘不成脓,其色红紫干枯,或焦黑,毒炽血凝,又痘稠密红紫而陷顶者。痘不如期灌浆,板硬干黄或灰滞紫暗干枯,此毒火伤其气血而浆不行。组成:紫草茸六分,当归(俱汤洗)六分,前胡六分,牛蒡(炒)六分,木通六分,生地黄五分,生白芍(俱酒洗)五分,连翘五分,桔梗五分,黄连七分,黄芩(俱酒炒)七分,甘草四分,人参三分,生黄芪八分,山楂肉八分。加生姜一片,水煎服。

④ 《千金》内托散见于《医宗金鉴·痘疹心法要诀·见点证治》:"若不见热证者,虚而兼寒,宜用《千金》内托散补而温之。"其方即保元汤加当归、川芎、白芍、白芷、山楂、厚朴、木香、防风也。主治痘疹见点,无热,虚而兼寒。组成:人参、黄耆(制)、甘草(炙)、官桂、当归、白芍药(炒)、川芎、白芷、南山楂、厚朴(姜炒)、木香、防风。引加生姜,水煎服。

⑤ 实浆散见于《种痘新书》卷三。组成:黄芪(炙)一两,当归一两,白术一两,淮山一两,白芍八钱,白芷六钱,肉桂四钱,木香三钱,丁香三钱,鹿茸一两,山楂八钱,炙草三钱。上为细末。开水调服,甚者用人参煎汤调服。

予用升天散①,扶助阳气,以活阴霾,服后灰陷略起胀,窠脚亦红活。复用附桂升浆汤,使其阳气行而阴血布,头面各部浆成八九。惟手足间有清水而不成浆,再用实浆散与大补元煎,并后仍用升阳之药,入木香、川朴、羊藿等,则结痂而安。

惠阳龙冈大田园,陈萧氏,二十余岁,患红艳浮萍。诊时已见点五日,仍未起胀行水,周身疼痛,状如被杖。因气虚而不行血也,毒伏于肝肾之间,恰遇行经之候,其真水下泄,汤气随之下降,成为气虚血败,不能上升而荣养痘疮者。若治不得法,当为阳液浆清,难言吉兆。用温中益气汤,服后根窠晕红,面部各部起胀行水,最重要者,如方广、印堂及坎离二部,水足圆润。再用参麦清补汤②,则水足而灌浆,后用参芪实表汤③,则浆足而结痂矣。

宝安主母垆,业某,二十余岁,乃苦力中人,身体强壮。患红紫干枯,而血凝气滞,不能松肌解表者。左右两胁,面部两颧,不分颗粒,板实坚硬,厚如牛皮,击之作声,日夜口渴咽干,烦躁如狂,身热如火,按之炙手,尚得早治,否则成焦枯危候。予用清毒活血汤,重加花粉、丹皮、麦冬、葛根,俱用酒炒煎服,外用水杨梅树(生用木本者)煎水洗身,及后两颧松肌,两胁起胀,热略退,渴略解。用调元化毒汤,去当归、白芍、党参、北芪,仍加花粉、丹皮、葛根。俟后各部俱变红活,窠脚晕红,肌松表解。依原方加减进,则水足而灌浆,至九日、十日,则浆足而结痂矣。

惠阳龙冈七星岭,张荣,十九岁,系大溪地埠土产,经在该埠已种牛痘七

---

① 升天散见于《赤水玄珠》卷二十八,即灌脓起顶散。治痘灰白,或红紫、黑陷、干枯,或清水不成浆,八九日、十日皆可服。人参六分,黄芪、山楂各八分,白术(土炒)、当归、川芎、橘红各五分,甘草三分,淫羊藿、穿山甲(土炒黄)各二分,肉桂三厘(此引经之药,多则痒),木香二分,姜一片,枣一枚。水煎服,或为末服亦可。
② 参麦清补汤出自《痘疹传心录》卷十九,主治痘出稠密,毒火既盛,然气血虚弱,津液枯竭,不能制火,以致虚火炎蒸,或烦或渴,或咽喉痛,或鼻时出血,难任温补,不能成浆结痂者;又痘后因虚火口舌生疮者;又痘色虚陷灰白而音哑者。人参五分,麦门冬(酒蒸、晒干)一钱,白花粉(酒蒸、晒干)八分,前胡一钱,生黄芪三钱,牛蒡子(炒、研)八分,炙甘草三分,生甘草二分,白芍(酒炒)五分,生白芍三分,当归身(酒洗)七分,红花(酒洗)五分,大川芎七分,桔梗七分,生地黄(酒洗)一钱,山楂(去核)一钱。加生姜一片,龙眼肉三个,同煎,频频温服。
③ 参芪实表汤出自《活幼心法》卷五。主治表虚痘痒者。组成:蜜炙黄芪一钱五分,人参一钱,炙甘草、官桂、防风、白芷各八分,当归、川芎、桔梗、厚朴各六分,广木香三分。

八次,于十六岁返家。至今岁传染天花,患焦紫黑癌干枯症。予诊时,见点五朝,而毒涌盛,燔灼气血,昏迷不省,呓语喃乱,周身一齐涌出,依书为险症不治者。然惟离坎二卦,颗粒根窠,略带红活,而耳后完骨之间,粒数分明,太阳方广之地,较他部略为明亮,似此或有一线生机。予尽人事而安天命,用必胜汤①,与十神解毒汤②,加山慈姑、丹皮、当归尾、川芎。服后离坎、完骨、太阳方广各部,更加红活起胀,但两颧肝肺二部,仍带焦紫不明,内服活血解毒汤,外洗水杨柳(生草药木本者)煎水。至七朝,则见肉肿痘肿,行水起胀,再用调元化毒汤,则水足起浆,但身上手足各处,逢骨节者,均属溃烂,清水流漓。后用保元汤,加丁香、川朴、白术、羊藿叶、炒苡仁,外用红丹树(生草药木本者)、红芯猪牯稔③煎水洗浴。至十二朝,则收水结痂矣。(《存本草堂六科方案》)

(《杏林医学月报》1934 年 8 月)

【编者按】

《冯氏锦囊秘录·痘疹全集》卷二十二"形色"曰:"夫痘全诊乎形色。谓之形者,痘之形也,凡始初之形,尖圆坚浓,起壮之形,发荣滋长,成浆之形,饱满充盈,收靥之形,敛束完固与水珠光泽者,皆正形也。或平或陷,形之变也。是以初出之时隐若蚊蚤之迹,空若蚕种之脱,薄如麸片,密如针头,如热之痱,寒之粟者,必不能起发而死。若黏聚模糊,肌肉虚浮,溶软嫩薄,皮肤溃烂者,必不能收靥而死。谓之色者,痘之色也。喜鲜明而

---

① 必胜汤出自《救偏琐言》卷十。主治:痘,血瘀气滞,颗粒实而不松,痘色滞而不活,或干红,或紫暗,或斑点,诸般痛楚,或贯珠,或攒簇,毒火两伏。组成:大黄(小剂七分至三钱,大剂三钱至一两,势急者以一半同煎,一半临起投下)、青皮五分至钱半、桃仁二钱至四钱、红花五分至钱半、赤芍钱半、木通三分至八分、荆芥穗三分至钱半、葛根三分至钱半、生地二钱至两半、牛蒡七分至二钱、白项地龙三条至二十一条、紫花地丁(小剂三钱,中剂七钱,大剂一两五钱)、蝉蜕二分至六分山楂(大剂一两五钱,中剂一两,小剂五钱)、芦根三两。

② 十神解毒汤出自《证治准绳·幼科》卷四。具有凉血行血,清热解毒的功效。主治小儿身发壮热,腮红脸赤,毛焦色枯,痘疮已出未出,三日以前痘点烦红,燥渴欲饮,睡卧不宁,小便赤涩者。当归尾、生地黄、红花、牡丹皮、赤芍药、桔梗、木通、大腹皮、连翘、川芎。加灯心十四根,水煎服。

③ 红芯猪牯稔:别名毛稔、豺狗舌、红爆牙狼、长叶金香炉、豹牙郎、开口枣、雄头叶、鸡头木、射牙郎、黄狸胆、猛虎下山、红狗杆木。功效:解毒止痛,生肌止血。主痧气腹痛,痢疾,便血,月经过多,疮疖,跌打肿痛,外伤出血。

恶昏暗，喜润泽而恶干枯，喜苍蜡而恶娇嫩。红不欲艳，艳则宜破，白不欲灰，灰则难靥，由红而白，白而黄，黄而黑者，此终始次递渐变之正色也。若出形而带紫，起发而灰白，色之变也。"以上六则成人痘科脉案，形色外候皆属逆证。或因痘疹适逢经期，或过用败毒凉血，或素体气虚阳弱，或气虚表寒，或里热炽盛，或热盛动风，证候虽错综复杂，其辨证不外气血、表里、寒热、虚实。气虚则顶陷，陷者举之，宜益气升阳；血衰则晕枯，枯者荣之，宜补血活血。及表里寒热虚实，皆以表者散之，寒者温之，热者清之，虚者益之，实者损之，为治痘之大要。所用方剂皆出自历代痘科专著，治法恰当，随机应变，并用针刺、外敷、洗浴等法以助康复，非于痘科精进实践者不办。

柴葛解肌汤治恶性痘之治验案

何公度[①]

[病者]陈宝宝，女，实足年龄三岁，海盐籍，住址麦赛而蒂罗路麦赛坊七号。

[家族病历]父母均健康，父为画家，祖母亦健康，祖父已逝世。兄一，八岁，曾接种牛痘多次，忽于一月十五日患天痘，惟症势不剧，西说名为变痘，约十日痊愈。

[既往情形]一岁时曾种牛痘一次，二岁时又种牛痘一次，未发，迄今已将一年余，未再接种牛痘。当其兄发痘时，恐防传染，避居亲戚处一星期，归来时，其兄已届落屑期。翌日即发热咳嗽，病家以其兄病之经过平安也，惟善为调护，不以为意。其祖母以为是痧疹，故不须医治。

[现在症状]病已七天，初起发热咳嗽。第三日，热高而见疹点，逐渐加

---

① 何公度：上海金山张堰廊下人，为恽铁樵门人弟子，参校多部恽铁樵医著，并作《悼恽铁樵先生》文。民国时期上海中医学会会员。

多,兼见泄泻,气急鼻扇,鼻煤,唇焦,齿干,口糜,舌质绛刺,苔黄腻而干,啼哭无泪,头面颈项及头顶发际痘点稠密成片,颗粒不分,色紫红,平塌,四周皮肤充血,结合膜显渗出血,目闭,脉搏一百三十六。形状丑恶,使人视之悚然。神识似明似昧,以大小便均自知也。粒米不入者已三日,今日起即白开水亦不欲饮,必强与之,始饮。按此症即西说出血性痘症,又名瘀点痘。益以病孩小而败象悉具,勉拟扶元解毒,以冀万一。

一月二十八日:生黄芪,党参,生(地),熟地,天(冬),麦冬,赤(芍)白芍,当归,柴胡,葛根,生石膏,黄芩,黄连,牛蒡,山查,升麻,无价散①(冲服)②。

另:黄芪膏一两,两仪膏③一两,每服一羹匙,开水冲化与服。

一月廿九日:痘点稍红活,啼时稍有泪,气较平,脉仍数,余症如昨。原方加重药量再进。

一月三十日:今日咳嗽转剧,但咳声较松爽,鼻煤口糜均除,唇外面仍焦裂,内唇已转润,舌绛刺俱减,脉搏一百二十八,痘点仍平塌成片,胸部手臂颗粒分明,脚上不多,大便泄泻次数已减,跌阳脉较有力,入夜口渴欲饮,白昼不欲饮。

原方去葛根、石膏、山查,加荆芥、防风、鸬鹚涎丸④、官桂。

另:黄芪膏二两,生熟二地膏二两,服法同昨日。

一月三十一日:上方连一剂。

二月一日:面部血渐退,痘点亦有回象,鼻扇气急除,目亦开,脉搏一百

---

① 《本草纲目·人部第五十二卷·人之一·人屎》"痘疮不起":"四灵无价散,治痘疮黑陷,腹胀危笃者,此为劫剂。用人粪、猫粪、猪粪、犬粪等分,腊月初旬收埋高燥黄土窖内,至腊八日取出,砂罐盛之,盐泥固济,炭火煅令烟尽为度。取出为末,入麝香少许,研匀,瓷器密封收之。"

② 原文方剂无剂量,后同。

③ 《景岳全书》卷五十一两仪膏:"治精气大亏,诸药不应,或以克伐太过,耗损真阴。凡虚在阳分而气不化精者,宜参术膏。若虚在阴分而精不化气者,莫妙于此。其有未至大病而素觉阴虚者,用以调元尤称神妙。人参半斤或四两,大熟地一斤,上二味,用好甜水或长流水十五碗,浸一宿,以桑柴文武火煎取浓汁。若味有未尽,再用水数碗,煎滓取汁,并熬稍浓,乃入瓷罐,重汤熬成膏,入真白蜜四两或半斤收之,每以白汤点服。"

④ 《本草纲目拾遗》鸬鹚涎:"治肾咳,俗呼顿呛,从小腹下逆上而咳,连嗽数十声,少住又作,甚或咳发必呕,牵掣两胁,涕泪皆出,连月不愈者,鸬鹚涎滚水冲服。"并可参考《全国中药成药处方集》,鸬鹚涎丸是治小儿顿咳的经验方,其组成即鸬鹚涎、麻杏甘石汤合黛蛤散加味。

二十,舌刺与黄腻苔均化,转为光绛,唇不焦而发热疮,大便干结,色黑,且自索食,咳嗽亦转减。

十全大补汤去桂,加荆(芥)、防风、连翘、天(冬)、麦冬以清余邪。

另琼玉膏①二两,枇杷叶膏二两,随时用开水冲化服。

二月二日、二月三日:上方连一剂。痘点悉回,逐渐落屑。

公度按:自牛痘按种法行,而天痘(天花)一症,已不多见。即有之,亦都为未曾接种牛痘者。去秋迄今,此症盛行于上海,且都为已曾接种牛痘者,此其异也。推原其故,当大兵之后,一也;人烟稠密而空气恶浊,二也;避难者多因陋就简,居处不适,且都困于经济,不能卫生,三也。若上述病者,年龄既小,症势又剧,而幸收全功者,曾经接种牛痘,当为最有关系之一点。而病家之信医善任,不惑人言,亦一要点。再去年患此种变痘之病家,每多以为已经接种牛痘,故当其家人患痘,且痘点已见时,尚多以为决非天花痘。其症势轻者,固多不药而痊愈,甚有病孩在日间,仍游玩如常者。但症势不平善者,每多因疏忽调护,甚或触犯禁忌,致症势急变而不治者。因附志于此,俾资预防焉。

(《新中医刊》1939 年 4 月)

【编者按】 ⋯⋯⋯⋯⋯⋯⋯⋯⋯⋯⋯⋯⋯⋯⋯⋯⋯⋯⋯⋯⋯⋯⋯⋯⋯⋯

"凡痘之出,以气血和平为主。尖圆坚实者,气也。血活明润者,血也。红活平陷者,血至而气不足也。圆实而色淡者,气至而血不足也。平塌灰白者,气血俱不足也。肿红绽,气血俱有热也。"②本案初起症见"痘点稠密成片,颗粒不分,色紫红,平塌,四周皮肤充血",痘出平塌而红活,属血至而气不足。首诊治以柴葛解肌汤、葛根芩连汤及益气养阴之品。然病起冬月,初起即发热咳嗽,气急鼻扇,兼见泄泻。是为疫毒流行,复加风寒外袭,肌腠坚闭,邪毒不得达表,壅滞于内,发为喘急泄泻。其病在表,证属太阳阳明合病

---

① 《洪氏集验方》卷第一:铁瓮先生神仙秘法琼玉膏(陈晦叔服此药有验),新罗人参二十四两(春一千下,为末),生地黄一秤十六斤(九月采,捣),雪白茯苓四十九两(木春千下,为末),白沙蜜十斤。
② 出自清代冯楚瞻《冯氏锦囊秘录》"痘疹全集 卷二十七(起胀门)起胀诸论"。

中风表证，宜开提发散，佐以益气托毒。此案首方，当施以麻杏石甘合葛根芩连汤，则不至于表邪宣透不及，咳嗽转剧。泄泻减后，再以鸬鹚涎丸、荆芥、防风疏散表邪而咳减气顺。后以十全大补汤补益气血，兼顾养阴清热而愈。